VISA INFO SANTÉ

La beauté

Docteur Jean-Jacques Deutsch

et Alice Hubel

VISA INFO SANTÉ

La beauté

LES RÉPONSES
DE LA NOUVELLE MÉDECINE ESTHÉTIQUE

À mon ami Hervé
en souvenir de bons
moments et travaux
médicaux ensemble
Jean-Jacques Deutsch

Éditions DPI/ICM

Illustrations : Dominique Bordenave

Maquette et réalisation PAO : Dominique Guillaumin

ISBN 2-87027-534-X

INTRODUCTION

Ce livre, présenté avec l'alternance des questions et des réponses pour une meilleure compréhension et une plus grande clarté de lecture, se propose d'apporter des informations et des solutions à toutes les interrogations du grand public au sujet d'une spécialité encore récente (20 ans) et mal connue, la médecine esthétique.

La peau, la silhouette, l'allure et le look, voilà des sujets que l'on retrouve constamment à l'ordre du jour dans les magazines. Les moyens de remédier aux défauts et défaillances physiques éventuels sont régulièrement commentés dans la presse. Le « miracle esthétique » est là, il fait partie de nos vies et de nos conversations, mais nous ne discernons pas toujours, sous l'avalanche des nouvelles techniques annoncées leur efficacité réelle.

D'un côté, on assiste à une véritable surenchère d'informations, et de l'autre, les patients qui entrent dans les cabinets médicaux nous avouent leur ignorance des conditions pratiques et matérielles des interventions qu'ils sollicitent.

C'est pourquoi il est nécessaire de faire une mise au point, la plus exacte et la plus précise, sur la démarche de cette spécialité de plus en plus prisée.

Précautions à prendre, conséquences et effets secondaires possibles, déroulement des actes, risques et coûts... Il faut savoir tout cela avant de s'engager dans ce type d'intervention.

Car savoir signifie mieux appréhender, au sens de la connaissance, et moins appréhender dans celui de la crainte.

Ceux qui viennent nous demander une aide médicale – ils sont de tous les âges et contrairement à ce que l'on croit souvent, non seulement les femmes, mais aussi beaucoup d'hommes – ont besoin de mettre toutes les chances de leur côté ; les chances de paraître, et avant tout d'être, même si ces deux notions se chevauchent trop fréquemment, bien dans leur peau. Assurer et assumer son image physique étant l'un des grands slogans sans appel de nos sociétés.

Plus jeune, plus beau, ou tout simplement plus « propre », il nous faut toujours un petit plus, réel ou imaginaire, qui conditionne notre bien-être.

Ce livre a également pour mission de préparer le dialogue entre les patients et les praticiens, afin que les deux parties puissent s'entendre en toute transparence réciproque. Les dialogues de ce genre doivent s'organiser avec soin, parce que tout y est important. L'aspect humain, psychologique y intervient sans cesse. Le patient qui arrive avec son histoire, ses problèmes, ses désirs et le médecin qui doit proposer des solutions personnalisées, à l'efficacité éprouvée.

Toutefois, le patient, comme le praticien ne sont ni infaillibles ni tout-puissants. Il faut le savoir et communiquer en conséquence en toute franchise et coopération.

Nous voulons vous présenter ici la synthèse de cette interaction, en abordant tous les aspects des possibilités de la médecine esthétique. Depuis les techniques dont elle dispose – peelings, collagène, dermabrasion, lipoplasties – jusqu'aux derniers progrès en matière de cosmétiques. Sans oublier une mise au point détaillée, et sans fard, des barèmes et des prix pratiqués, les conseils utiles pour choisir son médecin esthétique ou son chirurgien, le déroulement des interventions, leurs avantages et leurs risques intrinsèques, les chiffres et les pourcentages de réussites.

Des exemples et des cas concrets, de même que des illustrations et des croquis ont été spécialement sélectionnés pour mieux faire comprendre ces informations.

Parallèlement à ces données pratiques, nous vous présentons une manière d'acquérir l'essentiel, la beauté intérieure et quotidienne, par l'hygiène de vie, l'entretien, la prévention, la relaxation, ou tout simplement le sourire.

PREMIÈRE PARTIE :

ÊTRE ET PARAÎTRE

Chapitre 1

Les critères de la beauté

La beauté obéit à l'air du temps, aux normes, aux phénomènes de mode. Nos sociétés occidentales ont développé à l'extrême, depuis la nuit des temps, certaines règles esthétiques auxquelles viennent se greffer des courants plus passagers.

Que faire pour avoir une belle esthétique et pour être satisfait de ce que l'on est ? Et d'abord, faut-il tout faire, et n'importe quoi, pour y arriver ?

Peut-on « gérer » la cellulite, par exemple ?

Connaissez-vous vraiment bien votre type de peau ?

Qui est beau ? Comment peut-on le savoir ?

Cette notion est moins due à la rigueur des proportions et de la morphologie qu'à ce je ne sais quoi qui émane de quelqu'un dont on se dit : « Il a l'air en harmonie avec lui-même. Bien dans sa peau et dans ses baskets ». Les êtres les plus beaux sont peut-être ceux qui donnent l'impression de s'aimer en dehors de tout narcissisme. Ceux qui se plaisent à eux-mêmes.

Le fait de s'aimer et de se plaire, représente le principe fondamental de toute beauté.

Et si notre physique ne correspondait pas aux canons ambiants ? Si, justement, une femme ne se sentait pas « canon » ? A ses yeux et aux yeux des autres ?

Les critères de beauté occidentaux sont évalués actuellement selon certaines règles et proportions.

A l'intérieur de ces indications, les variations peuvent devenir infinies pour le plus grand bienfait de la diversité, les canons, nous le savons, étant hautement relatifs et variables selon les cultures, les races ou les milieux sociaux.

Ainsi, une jeune Japonaise pourra-t-elle vouloir se faire débrider les yeux pour ressembler au type occidental, alors qu'une Européenne désirera faire allonger leur forme pour se donner une touche exotique !

On assiste actuellement au grand retour de la mode « unisexe », véhiculée par certains mannequins qui se remettent à jouer les lianes filiformes. Est-ce une tendance en médecine esthétique ?

En effet, les filles-éphèbes hantent à nouveau l'inconscient collectif ! L'ambiance générale est à la chasse sans répit à la culotte de cheval.

Il y a peu, j'ai dû diminuer considérablement les rondeurs d'une patiente qui y tenait absolument. Elle voulait des cuisses plates. Je lui ai avoué que n'étant pas de son avis, je trouvais que cela méritait discussion.

Les tendances évoluent. les petites poitrines à la mode pendant les sixties ont fait place à des poitrines plus plantureuses. Mais la tendance recommence à s'inverser. A l'heure actuelle, en France, les préférences vont vers les seins de taille moyenne alors qu'en Italie et aux États-Unis, on reste attaché à des seins peu voluptueux. Les critères de la beauté varient selon les sexes. Les hommes en général préfèrent les formes féminines – taille fine, seins et fesses conséquents – tandis que les femmes se préfèrent androgynes allant jusqu'à effacer complètement toute culotte de cheval, ce qui leur enlève l'arrondi de la féminité.

Le médecin esthétique aura à ce niveau un rôle de conseil important qui devra permettre à ses patients de rester dans un juste milieu.

D'après une étude publiée dans « Nature » par des psychologues anglais et japonais les hommes sans apprécier les femmes laides, n'aiment pas non plus les femmes trop belles.

En effet les chercheurs britanniques ont dessiné sur ordinateur deux formes de visage. L'un d'une femme « parfaite beauté classique » et l'autre « caricaturé » obtenu en accentuant outrageusement les traits. Paradoxalement les suffrages sont allés à la caricature autant chez les Européens que chez les Asiatiques !

L'approche psychologique et l'attitude du médecin va donc être essentielle face à des demandes excessives. Il semble déraisonnable d'enlever une culotte de cheval à une femme qui présente au niveau des cuisses un léger arrondi plus seyant que des cuisses droites moins féminines.

Est-il fréquent de rencontrer des gens qui veulent à tout prix ressembler à des vedettes de cinéma ou de la télé?

Certaines personnes peuvent trouver rassurante l'idée de correspondre à un modèle donné. Cela dit, les « clones » de stars représentent tout de même une minorité exceptionnelle !

Il faut, dans tous les cas « confesser » le patient, l'amener à s'expliquer sur ses motivations, conscientes ou inconscientes.

Chacun possède sa propre histoire : le rôle du médecin consiste à aider les patients en les guidant, en leur permettant d'apporter eux-mêmes certaines nuances par rapport à leur demande médicale esthétique, voire même remettre en cause cette dernière.

Nous devons expliquer notamment que les différences entre les individus sont les conditions de la vie, je dirais même de la survie… Cultiver sa différence, plutôt que de se conformer. Voilà une des « recettes » de la beauté. Certains ont même su exploiter une tare : ne disait-on pas de Talleyrand, que sa boiterie lui conférait une élégance rare et une dignité qu'il savait parfaitement exploiter dans la diplomatie…

Peut-on déterminer la fréquence des modes dans le domaine de l'esthétique ?

Elles échappent aux statistiques. Il arrive que l'apparition d'une chanteuse aux lèvres pulpeuses provoque, par exemple, une ruée vers les injections de collagène destinées à donner du volume à la bouche. Cette vogue bat son plein actuellement, alors qu'il n'y a pas si longtemps, des lèvres minces étaient considérées comme le summum de la distinction…

Dans de tels cas, il faut expliquer aux concernés qu'ils doivent envisager l'éventualité de modifications définitives et irréversibles de certains traitements ainsi que la fugacité de certains engouements.

La production en série n'est pas toujours le meilleur choix. Moins on est structuré dans sa tête, plus on cherche à être conforme. La structure mentale a aussi ses beautés !

Quels sont les premiers soucis esthétiques des gens ?

Les « complexes » sont de différents ordres, selon les tranches d'âge, le sexe ou le vécu des gens.

La phobie de la graisse-obésité, cellulite et problèmes de poids, commence assez tôt chez les filles comme chez les garçons, dès l'adolescence ou même avant. (Si les parents sont inquiets ou en font une obsession). Les oreilles décollées sont la risée des cours de récréation. Les nez bossus, busqués, épais, crochus, tordus deviennent vite la hantise des adolescents. Les cheveux trop gras, trop raides ou trop frisés posent vite des problèmes.

De plus en plus tôt, la hantise du vieillissement vient se greffer à cet ensemble physique conditionné par l'hérédité, le hasard ou le mode de vie, sans parler de l'environnement dans son ensemble. Des jeunes femmes trentenaires guettent déjà avec angoisse la première ride, les prémices d'un léger affaissement, les petites tâches inquiétantes qui viennent altérer le teint.

Les complexes physiques sont-ils une fatalité ?

Ni fatalité, ni surtout futilité, comme l'a été parfois considérée la médecine esthétique. Il ne faut jamais traiter une gêne esthétique par la négligence ou le dédain, car elle débouche toujours sur la notion de santé globale de l'individu. L'O.M.S (Organisation mondiale de la santé) ne définit-elle pas l'état de santé comme étant « non seulement l'absence de maladie mais également l'accession à un état de bien-être physique et mental » ?

Quant à la fatalité, dont nous héritons parfois en venant au monde avec une tache mal placée ou un menton trop fuyant, il est toujours envisageable de la transformer, dans les limites thérapeutiques évidemment.

A quel âge faut-il se préoccuper de ses rides ?

Attention. Il faut tout de suite distinguer deux sortes de rides. Les rides d'expression et les rides de vieillissement.

Les rides d'expression, sont dues à l'activité répétée de certains muscles hypertoniques du visage, notamment le front et les joues. Bien sûr, on ne doit se préoccuper à aucun âge et à aucun prix de trop sourire... Bref, les rides d'expression, plus ou moins soulignées selon les individus et leur comportement expressif sont les rides de la vie, vitales, pourrait-on dire. On peut les rencontrer dès l'enfance... et elles peuvent donner un certain charme au visage et surtout lui donner richesse et profondeur.

Mais toutes les rides d'expression ne sont pas celles du rire !

Il y a par exemple celles de l'amertume, situées aux commissures des lèvres. Certaines personnes sont d'autant plus perturbées par leur importance que ce type de rides donne au visage un air triste et rébarbatif.

Peut-on intervenir ?

Oui. Nous y reviendrons plus précisément dans le chapitre « Techniques ». Il est possible de les corriger, de les atténuer ou même de supprimer le mouvement qui les provoque en neutralisant l'action musculaire.

Existe-t-il une méthode de prévention de ces rides ?

On peut s'entraîner à contrôler certaines expressions. Par exemple, penser à éviter de froncer les sourcils à tout bout de champ, (en développant des techniques de relaxation utilisables au moindre stress) et à contrario, se dire que des rides de gaieté donnent du tonus au visage.

On peut veiller à son hygiène de vie, à l'hygiène tout court, prendre garde au soleil et en préserver ses enfants. Penser également qu'un mégot entre les lèvres, de nombreuses heures par jour, donc par mois et par an, ne peut que profiter aux vilaines rides verticales du pourtour de la bouche (« rides du plissé soleil »).

Ensuite, la médecine dispose de divers moyens d'intervention préventifs pour enrayer l'aggravation : collagène, silicones, peeling, micro-dermabrasion, électroridopuncture, etc.

Ainsi, les « bonnes rides » sont plutôt horizontales et les « mauvaises » verticales. Comment tout cela fonctionne-t-il ?

Les bonnes rides reflètent la vitalité, les mauvaises renforcent les impressions de tristesse du visage. Les rides verticales apparaissent avec le temps (voir les schémas du processus de vieillissement dans le chapitre « Vieillir en beauté » page 33)

Les mauvaises rides ont des causes multiples et convergentes : exposition solaire, relâchement cutané, cassures du derme. On peut parfois presque lire la vie et les habitudes d'une personne à travers le réseau de rides qu'elle crée sur sa peau...

Par exemple, on voit aux rides du sommeil qui strient verticalement le front de certains, que leur position favorite pour dormir, c'est de se mettre sur le côté, le visage bien appuyé sur l'oreiller. La ride du côté gauche renseigne sur la préférence de dormir côté gauche.

En dehors des rides, notre teint nous préoccupe beaucoup. La jeunesse possède un teint à nulle autre pareil. Quel est le teint idéal ?

Le teint, en fait, est un ensemble. La somme du type de peau (sèche, grasse ou mixte), de la pigmentation épidermique et de ce que l'on nomme le grain de peau et sa consistance.

Le teint le plus joli sera régulier, net, le plus uniforme possible, ni rêche, ni luisant.

Un teint brouillé, terne, des taches pigmentaires, des pores dilatés, de petits kystes, tous ces défauts contribuent à en réduire l'éclat.

De plus, derrière son apparence, l'état du teint est le reflet exact de la santé de la peau, et de l'état général.

Il suffit de d'observer les peaux asphyxiées de fumeurs, d'alcooliques, d'insomniaques pour s'en rendre compte.

Que faire pour avoir bon teint ?

D'abord connaître parfaitement sa peau (voir tableau des « Types de peau » pages 50 et 87). Selon son type, on doit adapter et moduler l'entretien, les soins à pratiquer, aussi bien que les précautions à prendre et les interventions correctrices.

Autre canon de beauté incontournable, la silhouette. Quel est le meilleur critère pour la juger ?

L'harmonie et l'équilibre des formes (voir dessins page ci-contre). Traditionnellement, la silhouette féminine suppose l'alternance des courbes entre la poitrine, la taille, les jambes. Ces dernières gagnant à être allongées. Les tours de poitrine, de hanches et de cuisses doivent être à peu près équivalentes en centimètres. La taille restant fine. Le cou ne doit pas être trop court, la tête pas trop grosse.

Pour les hommes, en revanche, on parle plus volontiers des lignes droites, les épaules, les hanches...

Les « rondeurs intempestives » telles que les « brioches » sont considérées comme ramollissantes, donc antiviriles, l'attribut masculin disparaissant parfois,

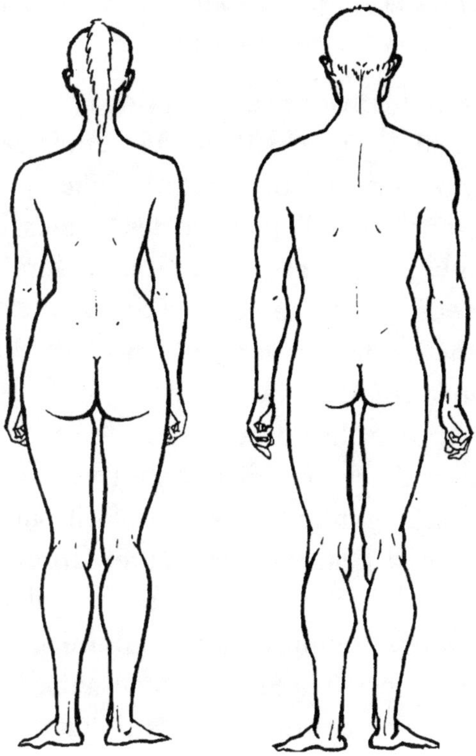

Courbes féminines et angles masculins

enfouis dans un matelas de peau et de graisse. De même, l'énergie ne peut être synonyme de double menton.

Féminité et masculinité

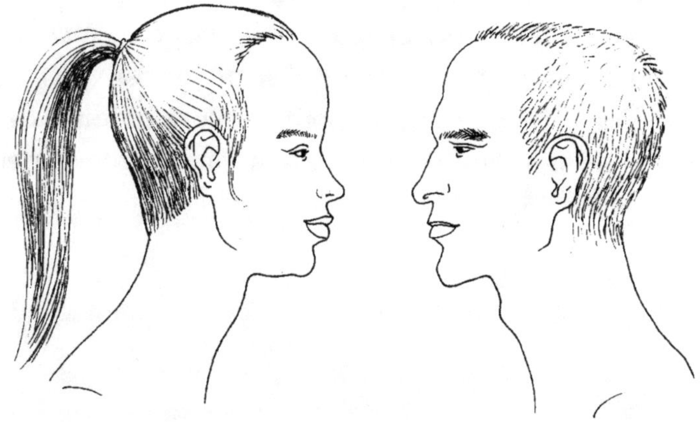

Mais seules les femmes sont concernées par la cellulite, fléau des temps modernes. Pourquoi ?

En effet, à de rarissimes exceptions près, la cellulite se décline au féminin. Un fléau, la cellulite ? Le mal du siècle, plutôt. Après tout, au XIXe siècle, la beauté féminine était synonyme d'opulence des formes, et des chairs.

Grâce aux hormones de l'organisme féminin, la cellulite représente une réserve de graisse et… de rondeurs, située principalement dans le bas du corps suivant la filiation de la tradition familiale.

On la retrouve chez beaucoup de femmes, à des degrés d'importance divers, et surtout chez les ethnies méditerranéennes. Elle gonfle les tissus et finit par envoyer vers la surface de la peau des tentacules fibreuses. Celles-ci s'accrochent, dépriment la surface en réalisant « la peau d'orange ». La particularité de la cellulite est de résister la plupart du temps aux régimes alimentaires. Son élimination médicale nécessite certaines précautions (voir chapitre « Techniques »).

Au fond, la santé n'est-elle pas un critère esthétique ?

Tout à fait. On peut même aller jusqu'à affirmer que « La santé c'est la vraie beauté », du moins en ce qui concerne la majorité des gens. Pour les autres, ceux qui à juste titre peuvent trouver leurs défauts physiques invivables ou intolérables (cicatrices d'accident par exemple), la médecine esthétique est là pour prendre le relais de la nature. Mais sans jamais nuire à leur santé, précisément.

Chapitre 2

La beauté intérieure

Avant d'envisager de changer quelque chose sur soi-même en recourant aux techniques esthétiques, il est bon de se connaître, et de s'accepter.

Les moyens de retrouver ou d'acquérir ce que l'on nomme tour à tour beauté intérieure, sérénité, confiance en soi ou encore joie de vivre sont légion.

Qu'il s'agisse de règles d'hygiène élémentaires, d'entretien de soi-même ou de méthode de relaxation, en passant par l'exercice physique et le sport, nous n'avons que l'embarras du choix pour nous sentir mieux dans notre peau.

Maximaliser toutes ses potentialités esthétiques, voilà bien la première démarche, le soin de beauté initial.

Aujourd'hui, chacun veut gérer, au mieux si possible, chaque partie de son existence. Peut-on gérer l'image que l'on a de soi-même, et sa beauté avec ?

Bien sûr. Gérer, maîtriser sont des actes importants qui nous facilitent la vie. Gérer son image est un acte décisif. De quoi s'agit-il ? De se regarder dans un miroir, le plus objectivement, et avec respect.

A priori, cela semble facile !

Pas tant que ça. La plupart des gens qui se scrutent dans une glace voient leur reflet physique dans lequel viennent s'enchevêtrer d'autres images – fantasmes, projections mentales – qui vont troubler cette surface fragile. L'image de soi est trop souvent l'idée de soi, ou l'idée que l'on se fait du regard des autres.

En outre, lorsque l'on se regarde on ne voit qu'un reflet plat, alors que nous sommes des êtres en relief, de plusieurs dimensions, avec du volume et de la profondeur...

Il est donc bon d'essayer de s'envisager sous toutes ses propres facettes ?

Nous avons souligné l'importance de connaître son type de peau. Pour mieux y remédier il faut tout d'abord bien appréhender ses défauts.

Étudier son type de peau et, selon les cas, éviter les facteurs aggravants, la sécheresse de la peau ou son hyperséborrhée. Étudier son teint qui peut être perturbé par le tabagisme, une alimentation carencée en vitamines, un manque de sommeil ou encore le soleil. Se connaître physiquement signifie pratiquer une petite auto-analyse de temps à autre. Ne pas hésiter à observer les petites rougeurs, une petite tache qui grossit, qui change d'aspect.

On peut être mécontent, voire obsédé par certains défauts passagers ou immuables qu'on a l'impression de porter comme un fardeau, qui s'alourdit chaque jour. Il faut y réfléchir calmement. Essayer de redéfinir les vraies priorités, facilitera grandement la démarche : quel est le but ultime de mon existence? Quels sont mes grands objectifs? Quels moyens dois je mettre en place pour y parvenir? Quelle est la place de mon apparence physique dans tout cela? Qu'est ce qui est objectif? Qu'est-ce qui est subjectif?

On peut toujours trouver une solution à un handicap esthétique. Soit par des solutions individuelles – perdre deux ou trois kilos, éviter tel aliment qui donne des allergies, se faire un masque de beauté, confier sa peau à une esthéticienne – soit en parler en toute connaissance de cause avec un praticien spécialisé.

Nous l'avons dit, beauté est synonyme de santé. L'entretien, et l'hygiène corporelle jouent-ils un rôle important?

Ils sont essentiels. Chacun sait comme on se sent mieux, délassé, défatigué après une bonne douche tonifiante ou une heure de gymnastique. Les soins du corps et les ablutions font partie des grands rituels que l'humanité pratique depuis toujours. Les Grecs et les Romains savaient entretenir leur forme. Sport et bains faisaient partie de leur environnement quotidien. Les Grecs n'ont-ils pas inventé les jeux olympiques et les Romains n'ont-ils pas construit des thermes gigantesques?

Se laver, se débarrasser des scories, des saletés matérielles contribue à purifier l'esprit de toutes les vibrations négatives auxquelles il peut être soumis. Depuis des siècles et des siècles, dans les civilisations les plus raffinées comme dans les usages tribaux, on invente les manières de nourrir sa peau, de muscler ses jambes, de se parfumer et de se parer pour célébrer la beauté et se respecter soi même.

L'hygiène est-elle parfaite de nos jours ?

Peut-être moins qu'on ne pourrait l'espérer bien que la majorité des gens respecte les préceptes élémentaires.

En ce qui concerne l'entretien corporel, il faut souligner l'importance des produits spécifiques et des cosmétiques auxquels nous consacrons un chapitre particulier. Sans tomber dans la consommation effrénée, il est toujours agréable de puiser dans la manne des senteurs et des textures qui sont là pour notre propreté, notre plaisir et notre bien-être.

Une crème peut donner bonne mine, un maquillage savant peut estomper bien des angles, bien des idées noires. Certaines odeurs sont tonifiantes, apaisantes et relaxantes.

Est-il obligatoire d'entretenir sa peau ?

Si chacun reste maître de soi-même, Il existe néanmoins certaines petites choses très conseillées et qui sont, en outre, une source de confort dont il serait navrant de se priver. (Voir chapitre 6.)

L'hygiène est capitale, tout le monde le reconnaît volontiers. Mais cette philosophie du culte du corps n'est-elle pas finalement un prétexte à manipuler la consommation ?

Nous vivons dans une idéologie qui nous enjoint de nous occuper de nous-mêmes afin d'être les plus beaux, sous entendu, les plus performants. A l'heure actuelle tout est devenu produit, et le corps également. Est-ce un bien ou un mal ? Les sociologues se posent la question. En tout cas, personne n'y échappe, il faut bien l'admettre. La gestion des potentialités physiques est devenue un impératif social, au même titre que la production économique. On veut toujours être à la pointe de la technologie, là comme partout ailleurs.

Toutefois, il semble que cette tendance soit à la baisse au profit de conceptions plus douces. On arrive à une époque où l'on fait plus la part des choses. On parle à présent de « culture du corps », ce qui est plus rationnel et raisonnable. Une bonne gestion étant moins totalitaire dans sa conception qu'un perfectionnement absolu.

N'est-il pas excessif de prétendre que supprimer des cernes sous les yeux fera accéder à la sérénité de l'esprit ?

Le raccourci est un peu abrupt, mais on peut le nuancer en disant qu'une personne débarrassée de ce problème pourra avoir l'impression de prendre un nouveau départ, se verra avec plaisir dans son miroir et sentira une meilleure harmonie entre son esprit et son corps. Tous ces éléments, et bien d'autres peuvent entrer en ligne de compte. Si les pensées actives ne sont plus parasitées par des frustrations et des désirs esthétiques personnels, alors c'est déjà une grande victoire !

Les grands slogans de la publicité des services tournant autour du corps (cosmétiques, centres de remise en forme, laboratoires...) mettent tous l'accent sur « la reconquête de soi », du « remodelage intégral ». Bref, on se sent obligé de s'occuper de soi, de faire des efforts, des régimes, de la gymnastique. Le ton est assez autoritaire avec une menace suspendue : être traité très rapidement de vieux, par une société irrespectueuse et intolérante.

Il ne s'agit pas d'imposer, mais de proposer. En ce qui concerne les rapports entre la médecine et ce « souci de soi » qu'on retrouve répandu dans le public, il faut en dégager le côté positif, et il existe. L'équation santé = beauté signifie à ce niveau que les gens prennent conscience de l'importance de bien se porter, et celle, très importante de la prévention. On a de plus en plus envie d'autogérer son propre corps qui représente, après tout, le bien le plus précieux.

Quant au ton autoritaire de la publicité, cela fait partie du folklore. Les consommateurs sont devenus adultes et s'amusent à en déchiffrer les outrances. Ils sont de moins en moins dupes des promesses irréelles, irréalistes ou irréalisables. Mais cette publicité peut parfois être pernicieuse et habile. On a parfois l'impression que beaucoup de gens censés se font paresseux, lorsqu'il s'agit de garder un sens critique. « Ne pas se faire avoir » demande un gros effort de vigilance.

Peut-on vraiment dire que chacun est concerné par ces questions de beauté, intérieure ou extérieure ?

Intérieure et extérieure, justement. Nous voulons d'abord être « beaux », c'est-à-dire agréables à regarder, équilibrés, à l'aise, pour nous-mêmes, par rapport à tous les concepts de bien-être personnel si présents dans l'environnement.

Ensuite, il s'agit de « projeter » cet état dans le milieu où nous évoluons. Il y a donc une réciprocité intérieur-extérieur. Oui, je pense que chacun peut être concerné, à chaque période de sa vie, sociale ou personnelle. N'importe qui peut vouloir « guérir » sa calvitie avec des implants pour avoir l'air plus jeune et plus apte à convaincre un employeur potentiel, puisque nous subissons malheureusement le chômage et que le monde du travail a tendance à fonctionner avec l'impératif « jeune » !

De même, en ces temps de solitude affective, n'importe qui peut vouloir paraître plus séduisant pour rencontrer l'élu(e), ou ne pas lui déplaire, ou ne pas risquer de le perdre !

Cela peut-il finir par ressembler à la contrainte de la beauté ?

Une certaine discipline. Il en faut dans toute organisation. Et celle-ci est notamment là pour prouver que la beauté se construit, comme le reste. La plus belle fille du monde qui se laisse aller ne peut donner que ce qu'elle a, comme dit le dicton !

Il y a bien une demande esthétique grandissante !

Elle croît parce qu'elle est mieux structurée. La médecine esthétique est assez récente. La dermatologie officielle continue de se cantonner aux questions purement pathologiques. L'esthétique de la peau n'est pas son domaine, ni l'esthétique corporelle globale à fortiori. Et on peut dire que c'est la demande qui a développé l'offre. Les patients – et surtout les patientes au début – venaient de plus en plus nombreux, avec des désirs précis, consulter une poignée d'omnipraticiens, qui peu à peu avaient fait de l'esthétique une véritable spécialité médicale. Depuis vingt ans maintenant, la médecine et la chirurgie esthétique se sont développées et présentent une palette de plus en plus large de possibilités de transformations physiques. Elles ont été aidées par les avancées de la dermatologie, de l'endocrinologie, de la nutrition, de la phlébologie et de beaucoup d'autres spécialités.

Ces possibilités de transformation sont-elles toutes fiables et éprouvées ?

Il faut toujours se méfier des promesses, les décrypter, exactement comme celles de la publicité. Ne pas tomber dans le piège du révolutionnaire !

La partie esthétique de la médecine évolue encore dans des limites indéfinies. On ne discerne pas toujours la part de l'esthétique et celle du médical, leurs points de fusion peuvent diverger. Ceci est peut être dû à la relative jeunesse de cette discipline, qui n'a pas encore tout à fait fini de prendre ses marques par rapport au monde de la santé. Néanmoins, les techniques sérieuses tendent à devenir de plus en plus vérifiées, comparées, étudiées. Avec le recul et l'expérience, les moyens de contrôle, d'étude et de mesure ont eux aussi progressé.

La beauté intérieure est-elle, comme l'extérieure, une affaire d'équilibre ?

O combien. A l'équilibre des formes correspond celui de la pensée. Tout notre processus vital est soumis à cette notion, depuis notre organisme jusqu'à l'activité physique. Lorsque nous nous soumettons à des exercices trop violents, lorsque nous mangeons trop, par stress, ou pas assez pour cause de régime accéléré, nous sortons de cet équilibre et nous sommes fragilisés, mentalement et physiquement.

En résumé, la beauté est-elle soumise à la loi du bon dosage et non pas à celle du pur hasard ?

Le hasard peut donner, à la base, des chances plus grandes à certains qu'à d'autres. Mais chacun doit cultiver son propre jardin. Certains jardins, malgré une terre aride, peuvent devenir magnifiques ; d'autres, abandonnés à eux mêmes malgré leur fertilité, peuvent se transformer en jachères encombrées de mauvaises herbes. D'ailleurs la beauté absolue ne se rencontre pratiquement pas ; les stars les plus belles ne confessent-elles pas qu'elles se sentent moches certains jours, quand ce n'est pas tout le temps ? Ou qu'elles sont souvent salies par le regard des autres ?

On parle beaucoup de positivités diverses. Il faut être actif, manger, courir et penser positif. Comment s'y retrouver ?

D'abord par l'équilibre : deux tiers de pensées positives et un tiers de pensées négatives (indispensables pour anticiper les risques et laisser de la place à la critique).

Puis en déculpabilisant. Ce mot, fort à la mode et parfois employé à tort et à travers, dissimule une réelle volonté d'amélioration.

Ne pas culpabiliser, c'est connaître ses vrais besoins qui varient selon chaque individu, et plaider non coupable de ne pas être ou ne pas vouloir être parfait. Car la perfection est un absolu inaccessible. Vouloir rechercher pour soi cette perfection peut être très dynamisant, à la seule condition d'accepter ses imperfections. Il faut apprendre à décompresser et à se couper du monde pour mieux s'y intégrer.

Les psychologues mettent toujours l'accent sur la nécessité de s'aimer sans se reprocher constamment quelque chose, ni accuser la terre entière. Une des meilleures techniques consiste à se moquer de soi-même : l'auto-humour, quelle avancée pour l'individu !

Et la relaxation peut-elle être bénéfique ?

La relaxation se situe à deux niveaux. On se relaxe, ou plutôt on se « détend » en lisant un bon polar, en faisant une heure de tennis, une promenade en forêt, en visionnant un film. C'est la relaxation-loisir. Et puis, il y a des méthodes de relaxation structurées et éprouvées comme la sophrologie, le yoga, les rythmes respiratoires. Ce sont des techniques qui permettent, lorsqu'elles sont bien suivies, de rénover, en quelque sorte, le lien d'équilibre entre notre corps et notre esprit. Elles s'apprennent relativement vite et doivent pouvoir être utilisées avec la plus grande facilité dans la vie de tous les jours, y compris lors d'une conversation ou en conduisant sa voiture.

Sans oublier de sourire ?

Sous aucun prétexte. Le sourire c'est simultanément de la gymnastique, de la danse, une excellente psychothérapie, l'acceptation du plaisir, la capacité d'aimer, la clé de la séduction, un masque de beauté, et notre plus grande conquête puisqu'il a créé l'humour, à moins que ce ne soit le contraire !

L'être le plus parfait du monde, s'il ne sourit pas ne sera qu'une maquette, une esquisse ou un essai. Le robot du beau. Alors que le vivant, le mouvant, l'optimiste deviendra charmant, aimable et sera aimé.

Chapitre 3

Vieillir en beauté

On a beau le savoir : vieillir est un phénomène complètement naturel, comme de boire, manger ou dormir, personne n'aime beaucoup certaines des traces que cela laisse sur notre corps.

Nous vieillissons de deux manières. Selon une programmation génétique propre à la race humaine, et puis aussi en fonction de l'environnement, qui peut plus ou moins accélérer ce programme.

Pour bien vieillir il est nécessaire d'entrer dans le monde des rides (il n'est pas, nous l'avons déjà vu, toujours si tragique), à l'intérieur de cette horloge biologique si particulière...

Les étapes du vieillissement du visage

30 ans : La paupière supérieure commence à recouvrir le pli palpébral, c'est-à-dire le pli de la paupière supérieure.
On note le début de la diminution de l'ovale du visage.
La ptôse, relâchement cutané dû à la pesanteur terrestre, se manifeste au niveau des pommettes.
40 ans : La ptôse fait « fondre » les pommettes.
De petits excès cutanés apparaissent sur les paupières. Les rides d'expression et les pattes d'oie s'installent plus visiblement
Les plis qui entourent la bouche et les plis du front se creusent.

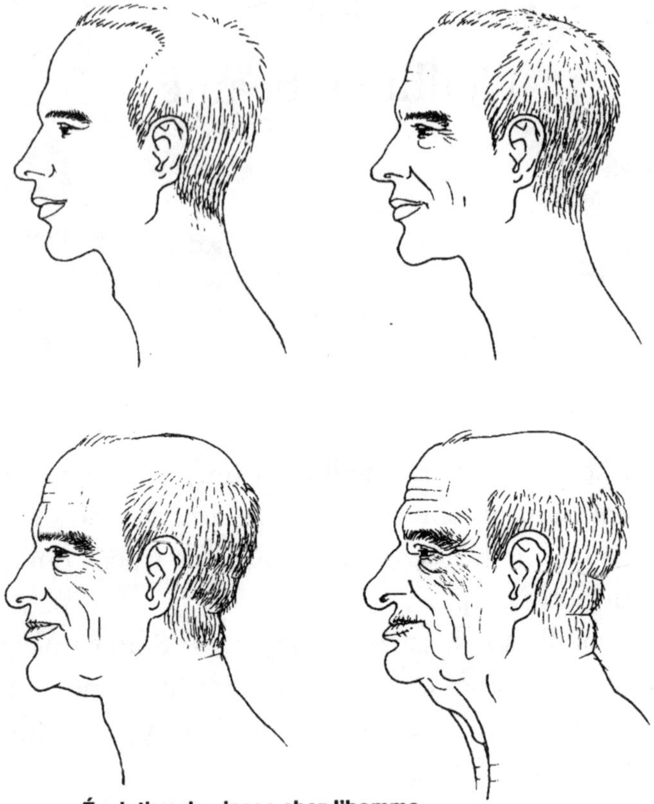

Évolution du visage chez l'homme

50 ans : L'œil devient plus creux. La paupière supérieure a tendance à s'affaisser, ainsi que les commissures des lèvres.

La ptôse se manifeste diversement : bajoues, cou, région du nez et de la bouche.

60 ans : Les paupières tombent d'avantage.

On note un affaissement général des sourcils, de la pointe du nez dont l'arête se rétrécit, du menton.

Les lèvres s'allongent et s'affinent.

La peau devient moins épaisse, surtout au niveau des tempes et de la bouche, les rides s'approfondissent.

70 ans et plus : Le squelette du visage se « rétrécit », le teint peut devenir terne Le cou peut diminuer légèrement à cause du tassement osseux.

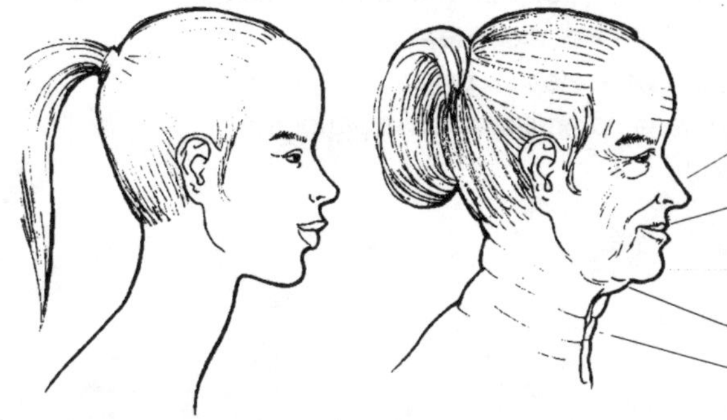

Évolution du visage chez la femme

Remarques

Bien entendu toutes ces indications peuvent varier d'une personne à une autre.

Les hommes ont un vieillissement moins marqué que celui des femmes. Leur peau plus épaisse est souvent en outre moins traumatisée par les abus d'U.V.A et les changements de poids.

De plus, les quelque 5000 poils situés au-dessus des lèvres masculines sont de véritables racines qui distendent et vascularisent les téguments, évitant la formation des rides.

Enfin, les hommes sont en général plus sujets au phénomène de ptôse-relâchement cutané, qu'aux rides.

Les différents caractères des rides

Les rides possèdent différents caractères : elles se « déclinent » ainsi :

Rides de personnalité et d'expression :

Rides inesthétiques qui modifient durablement l'expression

On parle aussi du langage des rides courbes qui ajoutent douceur et tendresse au visage, et au contraire des rides droites synonymes de tension, de tristesse, de colère ou de sévérité. D'où les « bonnes » et les « mauvaises » rides.

Les rides du sommeil restent à part. Provoquées par la position de la tête du dormeur sur l'oreiller, couché sur le côté, elles peuvent apparaître à trois endroits, mais pas forcément simultanément :

– sur le côté du front, partant des sourcils vers les tempes, elles donnent parfois une allure « diabolique » ;
– en lignes droites verticales au milieu de la joue ;
– en trait oblique à la commissure de la paupière.
(voir ci-dessous.)

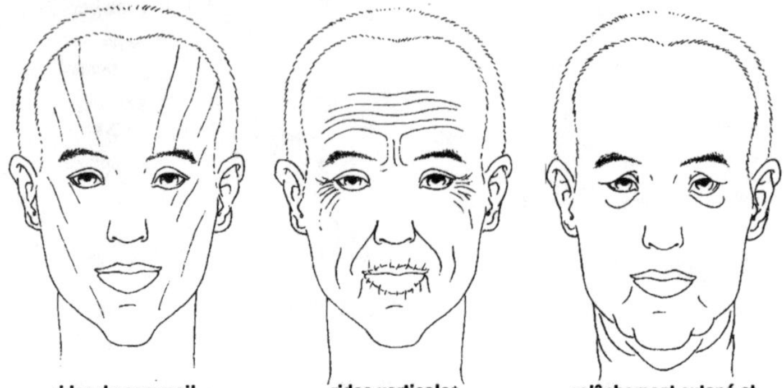

rides du sommeil — **rides verticales et horizontales** — **relâchement cutané et ptôse du bas du visage**

Remarque

On peut essayer d'éviter les rides du sommeil en pensant à changer de position pour dormir, bien que, de manière inconsciente, on revienne souvent à la position habituelle.
Le contrôle des rides d'expression droites, les « mauvaises », est plus aisé, à condition d'en faire un réflexe automatique.

Peut-on dire que chacun vieillit à sa manière ?

Oui et non. Chaque individu va s'insérer à la fois dans les grandes lignes génétiques propres à l'espèce humaine dans son ensemble, où l'hérédité intervient elle aussi, et puis dans ce qui sera son schéma, son parcours personnel.

Comment expliquer que certaines personnes, en vieillissant deviennent « bouffies » et d'autres, au contraire se dessèchent comme des pommes ?

Elles sont soumises à deux sortes différentes de programmation génétique. Les premières sont sujettes à ce

Les deux sortes de vieillissement

Vieillissement intrinsèque

Il s'agit de transformations morphologiques déterminées par l'horloge biologique (c'est-à-dire contre lesquelles la science est pour l'instant impuissante).

Le vieillissement intrinsèque se manifeste par une diminution progressive de l'activité des glandes (ralentissement des sécrétions et de la sueur, de la cicatrisation, des perceptions sensorielles, du système immunitaire et de la production de la vitamine D).

Le vieillissement biologique peut aussi se traduire par une diminution de la densité des cheveux, de même que par des modifications de l'ensemble du système pileux (les poils deviennent gris, fins, cassants). Les ongles peuvent changer également, ceux des mains devenir secs et cassants, ceux des pieds au contraire plus durs et épais. La peau s'atrophie, perd de son élasticité.

Vieillissement extrinsèque

Ce type de vieillissement est en quelque sorte le résultat de notre mode de vie. Il sera plus ou moins prononcé selon les effets cumulés de l'action des UVA, UVB, et des infrarouges des rayons solaires (la peau va par exemple s'épaissir et se désorganiser : c'est l'élastose solaire).

Il faut y ajouter les facteurs nutritionnels, professionnels, les traumatismes dus à d'éventuels accidents, le tabagisme, l'insomnie, etc.

que l'on appelle le vieillissement centrifuge caractérisé par l'apparition d'excès cutanés et graisseux.

Les autres vieillissent de manière centripète, c'est-à-dire que leur peau a plutôt tendance à s'atrophier. Il arrive aussi de rencontrer des visages qui associent les deux phénomènes : excès à tel endroit, atrophie à un autre (voir croquis page suivante).

Cette différence de vieillissement vient de la morphologie et des particularités physiques (visage rond ou ovale).

Il faut préciser que, centrifuge ou centripète, chaque modification morphologique aura un effet sur les éléments voisins ainsi que sur l'ensemble du visage.

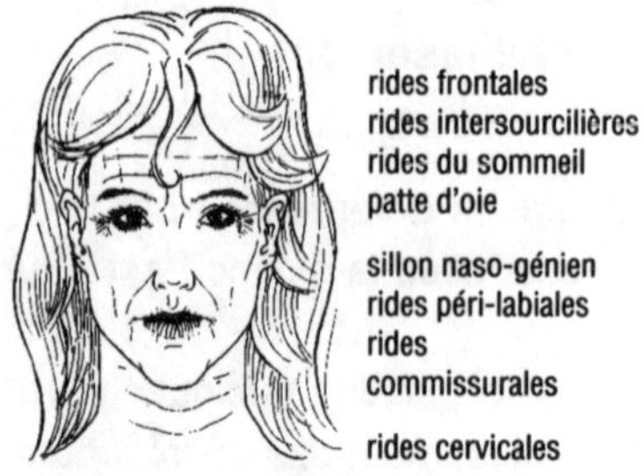

Les rides profondes

L'affaissement cutané (rides et bourrelets de la pesanteur)

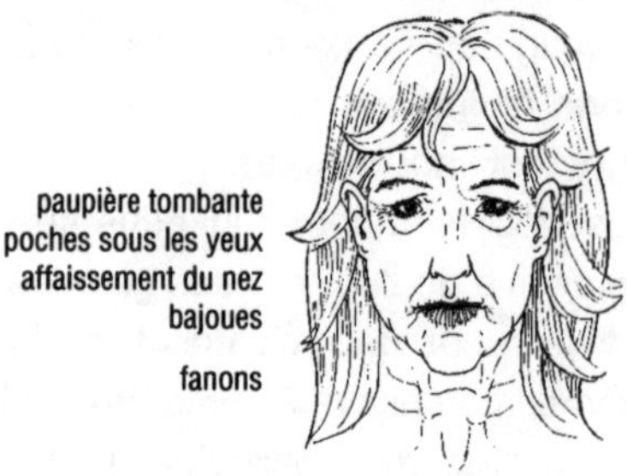

Chaque phénomène de vieillissement biologique est-il immuable ? Par exemple est-on « obligé » d'avoir des cheveux moins denses à partir d'un certain âge ?

On n'est pas obligé, ce ne sont que des indications, des moyennes statistiques. Certaines personnes vont garder des cheveux aussi épais qu'à 20 ans, d'autres la silhouette qu'elles avaient dans leur jeunesse. Cependant, sans faire

Évolution du corps

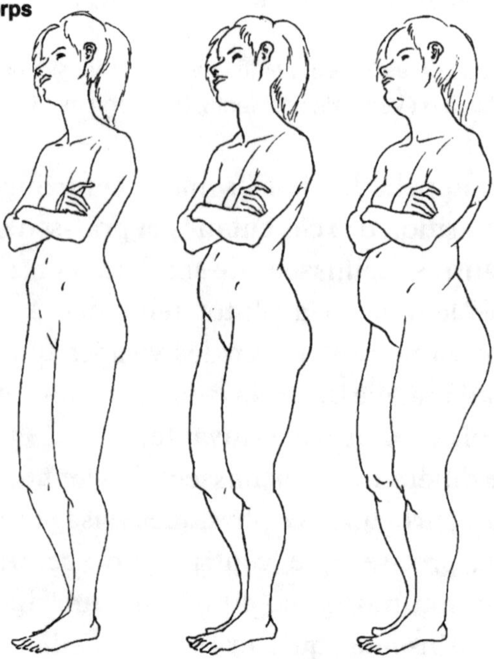

preuve de pessimisme, il faut bien admettre que ce sont malheureusement des exceptions qui ne font que confirmer ces données.

Y a-t-il des signes de vieillissement immuables ?

La peau notamment. Elle s'altère avec le passage des ans, et perd son épaisseur et son élasticité, alors que le teint, lui peut s'altérer, ou pas. La vascularisation diminue, de même que le drainage de la lymphe.

Peut-on dire que le vieillissement est une forme de ralentissement généralisé ?

Tout à fait. L'organisme ralentit dans la plupart de ses fonctions, comme la digestion, le renouvellement cellulaire... C'est justement pourquoi on conseille toujours aux gens de ne pas vouloir à toutes forces garder le même rythme de vie, de pratiquer des sports plus calmes, d'alléger leur alimentation, à mesure qu'ils prennent de l'âge.

Quels sont les types morphologiques les moins soumis aux assauts du vieillissement ?

Les visages ronds vont garder une apparence jeune plus longtemps, à condition que leurs propriétaires veillent à ne pas avoir de pertes de poids trop importantes, et trop brutales, ou des cycles avec une courbe de poids en « yoyo ».

Tout cela n'est il pas un peu inexorable ?

Le vieillissement fait partie intégrante du processus de vie. Le côté inexorable est un peu un mythe, celui du fameux « coup de vieux ». C'est vrai qu'en un an, on peut prendre cinq ans, en particulier lorsque les fibres élastiques de la peau cassent presque toutes en même temps, martelées par l'accumulation des rayons solaires. Mais il s'agit plus de transformations qui s'effectuent dans le temps, avec lui.

Vous voulez dire qu'on a le temps de s'y faire ? Ce n'est pas toujours le cas...

Pourtant, c'est aussi là que réside le secret de bien vieillir : en s'acceptant. Non qu'il ne faille pas utiliser certaines possibilités et techniques esthétiques, mais à partir du moment où l'on accepte de se voir et de se concevoir comme des êtres en perpétuel devenir, en mouvement

Les taches

En dehors des taches d'origine vasculaire (angiomes...), les taches qui apparaissent sur la peau saine peuvent avoir des causes multiples : génétiques, médicales, traumatiques, liées au vieillissement ou de causes inconnues. Elles sont de deux sortes :

Les taches foncées (hyperchromies)
Ces taches sont dues à l'augmentation du nombre de cellules pigmentaires ou à la fabrication exagérée de pigment, la mélanine, générée par des cellules spécialisées, les mélanocytes.
Les taches brunes peuvent être les révélateurs d'une maladie (mycose, grain de beauté évolutif).
Elles peuvent également être liées à une irritation du système pigmentaire. Ce dernier réagit en produisant du pigment en excès. C'est le cas de l'action des UV solaires, qui, au lieu de donner une couleur homogène vont provoquer des taches irrégulières (lentigo). Cette action peut en outre être potentialisée par certains produits (parfums, médicaments comme la pilule contraceptive, certains antibiotiques, neuroleptiques, bergamote) ou encore par la présence de cicatrices, de brûlures, de frottement...
Le mélasma, qui survient en particulier chez les femmes enceintes peut créer un véritable « masque de grossesse ».
Dans chaque cas, toujours particulier, il existe une prise en charge spécifique. Le praticien va traiter la cause de la tache, par un traitement général, une intervention locale (traitement dépigmentant associé à l'arrêt du facteur sensibilisant, qu'il s'agisse de parfum, de la

constant, je dirais que l'on sera plus à même d'en profiter pleinement.

Nous avons évoqué le vieillissement du visage, celui qui nous préoccupe le plus. Les mains, elles aussi, disent l'âge, comme le cou, les avant-bras, le décolleté. Est-il possible de les rajeunir ?

Les mains, comme le visage peuvent perdre de leur volume, on traite ce manque graisseux en le rétablissant au moyen d'injections d'autograisse, comme on le fait pour les pommettes (voir chapitre « Techniques »).

prise de médicaments sensibilisants). Sans oublier une protection solaire absolue (écran total). Dans certains cas, le diagnostic peut être celui du cancer de la peau.
Des abrasions douces ou des peelings peuvent venir à bout de certaines taches bénignes « indélébiles », n'intéressant pas les couches profondes du derme. De nouveaux lasers sont efficaces eux aussi (ainsi que pour le détatouage).

Les taches claires (hypochromies) et les taches blanches (achromies)

Elles sont liées à la raréfaction des cellules pigmentaires ou à la diminution de production de pigment. Les taches blanches notamment, sont dues à la disparition totale des mélanocytes.
Les taches claires ou banches peuvent être les témoins de maladie (champignons, vitiligo) ou d'une destruction accidentelle et irréversible (brûlure, cicatrice) de la zone cutanée contenant les cellules qui produisent le pigment.
En ce qui concerne les mycoses dues aux champignons le traitement médical est simple et efficace. En revanche le traitement du vitiligo est long et difficile (exposition aux rayons UV, médicament pour stimuler la mélanogénèse ou encore greffes de peau).
La disparition des mélanocytes, dans certains cas (vitiligo stabilisé, certaines cicatrices et séquelles de brûlures) entraîne une impossibilité de repigmentation, et par conséquent des achromies définitives. A ce stade une seule solution : la pigmentation artificielle, temporaire (maquillages, crèmes de camouflages) ou définitive (dermographie ou tatouage médical).

Les mains, les avant-bras ou le décolleté, de même que le visage peuvent, d'autre part, présenter des taches. Les tâches dites « fleurs de cimetière » ne sont pas à proprement parler des signes de vieillissement mais « d'overdose » solaire. Leur apparition est un signal d'alarme qui exige l'emploi de protection solaire (crèmes filtrantes et écrans). Il est aujourd'hui possible de les traiter avec les peelings.

Il ne faut pas confondre ces taches-là, avec d'autres, en particulier d'origine cancéreuses, parfois difficiles à diagnostiquer.

Grossit-on quand on vieillit ?

Le problème ne se pose pas en ces termes. D'abord, il faut distinguer les sexes. Les femmes, au cours de leur vie hormonale ont certains moments qui les prédisposent à grossir : à la puberté, lors des grossesses et au moment de la ménopause. Ces périodes exigent une surveillance : il faut veiller à bien reperdre les kilos superflus après l'accouchement, en se remusclant, et en se pesant au moment de la ménopause pour pouvoir corriger à temps les excès graisseux. Côté chiffres, une femme sur deux en moyenne est concernée par ces prises de poids ponctuelles.

Chez les hommes le genre de vie intervient au niveau des fameuses brioches. Là aussi, la vigilance et un sport adapté s'imposent, sans oublier l'alimentation (la bière, par exemple, fait immanquablement gonfler !) Quant aux variations hormonales masculines, et leurs conséquences sur la peau, elles restent encore mal connues et sujettes à polémiques. L'andropause varie infiniment d'un sujet à un autre, la prise de poids n'en est pas une manifestation. Le vieillissement esthétique masculin se manifeste par le ralentissement de la pousse de la barbe, et encore. Voilà à peu près l'une des rares constantes qu'on puisse relever.

C'est au niveau de la perte de l'élasticité et du relâchement cutanés que le vieillissement masculin visible est le plus marqué.

Pour les questions de poids, sommes-nous victimes de notre bagage héréditaire ?

L'hérédité morphologique joue sans conteste – des parents obèses auront, deux fois sur trois, des enfants obèses, ces problèmes seront alors traités médicalement, si cela est nécessaire.

Il faut aussi compter avec les comportements alimentaires familiaux, l'éducation nutritionnelle reçue, ou son absence pur et simple.

Il est certain qu'une famille où on observe certaines règles diététiques de base sera moins « nocive ». L'éducation nutritionnelle des enfants est encore trop négligée dans nos pays. Et les statistiques sont formelles : une croissance pondérale trop précoce et trop rapide dans la petite enfance entraîne 90 % de risques d'être en surcharge de poids à l'âge adulte.

Les vergetures sont-elles dues au vieillissement ?

Non, elles apparaissent inopinément, notamment lors des modifications de poids et souvent, dès l'adolescence. Les vergetures sont les marques d'une réorganisation des fibres dans le derme. Elles peuvent être causées par des distensions de la peau. Par exemple, certains sportifs, certains travailleurs physiques répétant le même mouvement peuvent en avoir, dans les zones de tension cutanée, les flancs très souvent. Des traitements hormonaux (cortisone) peuvent aussi les provoquer.

Peut-on les supprimer médicalement ?

Les atténuer seulement, pour un certain nombre d'entre elles. Les crèmes dites spéciales n'ont qu'une action « nourrissante ». Certaines solutions, la vitamine A acide peuvent aider à les estomper. Des irritations répétées provoquées par exemple par de légères abrasions, peuvent créer un œdème de longue durée qui estompe provisoirement ces vilaines traces. (Exemple de la micro dermabrasion aux microcristaux d'alumine.)

Et les cicatrices qui, parfois, s'accumulent avec le temps ?

Cicatrices de varicelle, d'acné, de grattage, d'accidents divers... On peut les atténuer ou les faire disparaître avec des traitements comme les dermabrasions, les peelings, le laser, la reprise chirurgicale. Mais il est parfois très difficile de faire, en l'occurrence, peau complètement neuve.

Il n'y a pas de miracle ?

La médecine et la chirurgie esthétique ne sont ni des miracles, ni d'ailleurs des gadgets. Il serait irréaliste, et malhonnête, de l'affirmer. Nous essayons seulement d'intervenir au mieux, dans l'éventail de nos possibilités

On ne peut promettre à personne de lui rendre ses seize ans ! Cela n'empêche pas de les garder à l'intérieur de soi, de les faire rayonner sur son visage et son corps. Et de profiter en prime de certaines améliorations techniques...

DEUXIÈME PARTIE

LES TECHNIQUES DE LA BEAUTÉ

Les techniques esthétiques ont suivi l'évolution générale de la technologie médicale, et le développement de la « galaxie » électronique et informatique.

Depuis déjà plusieurs décennies, on n'arrête pas le progrès, le dicton populaire n'ayant jamais été aussi vrai. Et dans le domaine de la médecine de la beauté peut-être encore plus.

Les choses ont bien changé. Interventions plus douces et plus efficaces grâce au matériel de pointe, dont on peut mieux mesurer les effets grâce à l'expérience et aux études cliniques ; perfectionnement des outils et des produits, qu'il s'agisse des appareils (ultrasons, électrothérapie, électrocoagulations, lasers, etc.) ou de l'éventail des substances utilisées (phénol, acides de fruits, gore-tex, corail, collagène...). Les praticiens sont aujourd'hui en mesure de proposer une palette de plus en plus complète de soins et d'interventions personnalisés.

Parallèlement à ce développement des pratiques et des techniques esthétiques, le public, lui aussi a évolué. A la fois plus informé, moins dubitatif et plus enclin à consommer cette médecine de confort qui après avoir eu quelque peine à entrer dans les mœurs, en fait désormais partie intégrante.

Il y a quelques années encore, parler de sa liposculpture ou de son lifting semblait inconcevable, même si ce recours était tout à fait envisageable... Aujourd'hui, on en parle, on médiatise, on débat, on compare les prix, les compétences, afin de mieux profiter des prestations.

Nous allons passer en revue, et à la loupe, les différentes techniques esthétiques. Tout ce que vous avez toujours voulu savoir sur les peelings, les effets du collagène, les fils de gore-tex, les silicones, la neige carbonique, l'autograisse...

Vous les trouverez ici répertoriées et analysées scrupuleusement et rigoureusement. Il ne s'agit pas de prôner telle ou telle nouveauté éphémère mais de faire le point sur les méthodes plus ou moins éprouvées et approuvées : Description des interventions, précautions à prendre, avantages d'une techniques par rapport à une autre selon les cas précis, preuves, chiffres et pourcentages de réussite, et aussi risques à envisager, nous vous proposons un véritable bilan illustré d'exemples concrets.

Quant à la valeur chiffrée de toutes ces méthodes, vous la retrouverez dans le chapitre « Le prix de la beauté ».

Chapitre 4

La médecine esthétique

Dès lors que la peau n'est pas trop relâchée, et ne présente donc pas encore un excès important justiciable d'un lifting chirurgical, la médecine esthétique possède de nombreuses armes qu'elle peut souvent combiner, pour venir à bout de la plupart des mésaventures esthétiques de l'existence. La médecine esthétique n'intervient que sur la peau et les tissus situés immédiatement dessous, comme la graisse, l'action éventuelle sur les muscles étant du ressort des chirurgiens.

Les actes de médecine esthétique peuvent généralement bénéficier de la seule anesthésie locale et globalement, ils n'ont pas le caractère souvent irréversible de la chirurgie esthétique, ce qui leur donne une bonne sécurité, placés dans des mains expertes bien sûr !

I
COMMENT RESTER JEUNE : LES TRAITEMENTS DES RIDES ET DU VIEILLISSEMENT CUTANÉ

Ils sont multiples et variés. Le choix d'une technique ou de traitements combinés comportant plusieurs techniques, doit se faire après une étude approfondie de chaque cas, par un spécialiste de médecine esthétique. Car chaque individu est différent, et évolue selon des critères propres à son organisme. Or on ne fait que ce que l'on sait faire : c'est pourquoi un médecin qui ne pratique que des injections de collagène, proposera toujours cette seule technique, même si elle est inadaptée.

Nous allons voir que les techniques présentées n'ont pas toutes la même efficacité et la même valeur : certaines sont très critiquées voire très critiquables, d'autres n'ont pas encore été évaluées sérieusement quant à leur efficacité ou même leurs risques éventuels. Nous ne manquerons pas de vous donner notre avis.

L'avis du docteur Charles Gadreau

S'il n'est toujours pas possible d'éviter le vieillissement, nous sommes en mesure à présent de traiter la dégradation qui l'accompagne trop souvent, mais il existe à présent de très nombreuses méthodes proposées, qui doivent s'adapter à chaque type de peau. On peut raisonner par analogie avec les textiles en définissant :
– LA PEAU DE TYPE « ELASTIS » de l'extrême jeunesse, lisse et élastique.
– LA PEAU DE TYPE « JERSEY » se déformant rapidement avec perte des capacités de rétraction et d'élasticité.
– LA PEAU DE TYPE « SOIE » se déforme peu mais se froisse, avec de très nombreuses petites ridules superficielles donnant un aspect de « pomme de reinette »
– LA PEAU DE TYPE « LIN » présente essentiellement des rides et sillons profonds avec des plis très marqués.
– Bien sûr, tous ces types intermédiaires existent, et chaque peau nécessite un choix technique judicieux.

LES TRAITEMENTS PAR STIMULATION DE LA PEAU

LA RÉGÉNÉRATION PAR MULTI-INJECTIONS

Description

Le fait de piquer dans le derme, sans injecter quoi que ce soit, parait parfois suffisant pour induire une réaction avec fabrication d'un nouveau collagène (néo-collagène) c'est peut être un des effets le plus important de la mésothérapie et de l'acupuncture.

L'acupuncture est un traitement plus préventif que profond et les résultats sont assez controversés : elle prétend activer la circulation énergétique et donner un effet de « tension » à la peau. C'est une technique douce pour les teints brouillés et ceux qui veulent s'offrir un visage défatigué. Elle peut s'utiliser en complément d'autres techniques.

La mésothérapie est devenue le « méso lift » par la grâce de quelques spécialistes de la manipulation du langage (ce genre de manipulation sera retrouvée assez souvent) : les multiples injections au derme de cocktails personnalisés apportent : eau de mer, procaïne, plantes, extraits animaux (placenta...) vitamines et oligo-éléments. Parfois certains praticiens n'hésitent pas à présenter dans la presse grand public « leur propre cocktail secret », ce qui est d'autant plus inadmissible qu'aucune étude sérieuse n'est venue étayer l'hypothèse d'une efficacité quelconque. Les thérapeutiques « secrètes » doivent être condamnées et rejetées.

Avantages, indications

Le but technique et pratique étant d'entretenir la « vitalité » des cellules et de freiner ou réparer les altérations, il semble que ces multi-injections, si elles stimulent finalement assez peu les tissus, ne font pas grand mal (sauf quelques allergies) Ce qui est certain c'est qu'elles provoquent le plus souvent un petit œdème, c'est à dire un léger gonflement qui tend la peau et efface transitoirement les ridules. La légère inflammation donne en outre bonne mine aux peaux fines de tous âges.

Déroulement

A l'aide de très courtes aiguilles (parfois commandées par un pistolet adapté) introduites très rapidement dans le derme, et disséminées sur toutes les surfaces à traiter (visage, cou, décolleté, mains, bras...). Les séances doivent être répétées tous les 15 jours à raison de 4 à 8 séances. puis 2 à 3 séances d'entretien par an.

Preuves, réussites

En dehors de l'effet transitoire qui donne une satisfaction immédiate; il importe pour le médecin de ne pas s'abuser soi-même (par manque de rigueur scientifique) et d'abuser les autres (photos avant et immédiatement après). Cependant, en tout état de cause, les adeptes voulant suivre ce traitement sont nombreux, inconditionnels et généralement satisfaits des résultats.

Cela n'empêche pas que seul l'ADN polymérisé injectable a été étudié et on a montré que 12 à 15 séances pouvaient donner un résultat valable pour les rides fines de froissement du sujet âgé.

Inconvénients

Les séances sont souvent un peu pénibles par la répétition des « coups d'épingles ». Les réactions inflammatoires sont variables avec souvent un gonflement pendant 48 heures. Des allergies peuvent survenir. La répétition des séances peut lasser les plus sensibles.

LA STIMULATION PAR INJECTIONS D'EXTRAITS EMBRYONNAIRES

Cas particulier de la régénération par multi-injections.

Description

Les extraits embryonnaires sont préparés à base de tissu embryonnaire d'ovins ou de bovins aseptisé par filtration et mis en suspension dans du sérum.

Ce traitement biologique est issu de travaux sur la régénération des tissus par la thérapie cellulaire.

Indications, avantages

Traitement des rides fines et moyennes (pattes d'oie, paupières, joues, mains, décolleté, cou), peu accessibles par d'autres techniques. Les extraits embryonnaires ont fait leurs preuves dans la revitalisation des peaux vieillissantes.

Ils sont très bien tolérés et les réactions allergiques demeurent rares et bénignes. Ils sont aussi parfois utilisés avec un certain succès dans la stimulation cutanée du cuir chevelu, dans les pertes diffuses de cheveux

Déroulement du traitement

Comme pour le collagène, une série de séances est nécessaire et la technique est la même, mais par injections très superficielles dans la peau avec une seringue, contenant le filtrat. Contrairement au collagène, le test pour déceler une éventuelle allergie peut se faire juste avant la séance, mais il s'agit dans la plupart des cas d'une simple précaution.

Le traitement s'effectue en moyenne en trois ou quatre séances, à une semaine d'intervalle.

On procède ensuite à des séances de « raccords », tous les trois mois environ.

Preuves, réussites

La réussite du traitement se mesure à la fin de la première série de séances.

Les résultats sont pour un tiers des cas difficiles à juger, un autre tiers très satisfaisants quant à l'aspect cutané plus lumineux, plus lisse, plus élastique et un dernier tiers avec effacement des ridules. Les plus probants concernent la correction des rides qui ne bougent pas, c'est-à-dire les rides qui ne sont pas d'expression.

Le suivi des séances après le premier traitement possède un effet cumulatif.

Inconvénients, effets secondaires, risques

Un éventuel léger œdème consécutif aux injections disparaît dans les heures qui suivent. Une crème anesthésiante avant la séance la rend très supportable.

Il est recommandé de ne pas se maquiller après les séances pour ne pas irriter la peau. Ce traitement n'a pas été évalué scientifiquement bien qu'il soit antérieur au collagène. Il suscite des polémiques (non justifiées dans les faits) quant à son utilisation par injections. Il est concurrencé par d'autres techniques.

L'avis du spécialiste : docteur Jean-Michel Gervaz

Outre l'amélioration des ridules, l'augmentation du tonus et de l'élasticité de la peau des joues de l'ovale du visage et du cou est également favorisée. Il semble donc souhaitable de commencer à traiter dès l'apparition de ces premiers signes de vieillissement. Le traitement devient alors une véritable prévention des effets du temps, du stress, du soleil, des désordres hormonaux et biologiques. Il peut donc être conçu dans le cadre plus général d'un traitement de revitalisation globale (organothérapie, vitaminothérapie, antiradicaux libres).

LES TECHNIQUES DE STIMULATION ÉLECTRIQUE SUR LE VIEILLISSEMENT CUTANÉ (SPÉCIALISTE : DOCTEUR CATHERINE AUFFRET)

Description

Des études scientifiques ont montré que les courants cutanés pouvaient accélérer la cicatrisation osseuse et cutanée. Certains types de courants stimulent la fabrication de collagène et réorganisent le tissu élastique du derme superficiel.

Depuis le premier appareil de Monsieur Simonin, de nombreux appareils, types de courants, procédés ont fleuri, ainsi que leurs dénominations : électro-ridopuncture, électro-ridolyse, électro-ridophorèse, médilift, myolift...

Indications

Ils ambitionnent d'agir suivant les cas sur les rides et la ptôse des tissus, avec des points d'impact sur la peau et parfois les muscles, les points tendino-moteurs du visage, et les points d'acupuncture. L'élasticité cutanée est souvent améliorée. L'amélioration est d'autant plus nette que les séances sont plus nombreuses. L'intérêt essentiel porte sur les rides des joues, du cou, des pommettes et des pattes d'oie ainsi que sur les rides horizontales du front. Mais on peut obtenir des résultats partout où la peau plisse : face interne des bras, face interne des cuisses, ventre.

Il faut souligner l'innocuité de ce traitement avec absence totale d'effets secondaires à long terme. On peut profiter de la même séance pour traiter boutons, poils superflus, couperose, taches et cicatrices.

Certains effets, encore hypothétiques, auraient été notés dans certains cas de pertes de cheveux.

Déroulement du traitement

On ne sent quasiment pas l'implantation des aiguilles très fines dans la peau, le long des rides ou sur des points cutanéo-musculo-tendineux précis. Ces aiguilles sont reliées à un générateur délivrant un courant indolore de basse fréquence pendant 30 minutes.

Un crayon promené sur les zones sensibles délivre un autre type de stimulation complémentaire qui peut combler naturellement la ride. Certains appareils possèdent des programmes de traitement automatique.

Les séances peuvent durer de 30 à 60 minutes mais ne sont jamais désagréables. Un léger œdème résiduel persiste quelques heures. Elles doivent être répétées au moins une dizaine de fois à une semaine d'intervalle. Puis un traitement d'entretien à raison de 4 à 10 séances par an sera entrepris.

Preuves, réussites

Des études ont montré sur photos et prises d'empreintes 45 % de bons résultats et 35 % d'amélioration sensible. Ces résultats ne sont durables qu'avec le traitement d'entretien : le visage paraît rajeuni, la peau plus élastique, les petites rides peuvent s'effacer.

Inconvénients

Les séances sont astreignantes, longues et répétées avec parfois une sensation désagréable avec un coût assez élevé (amortissement de l'appareil et du temps de traitement) et finalement 20 % au moins des patients n'ont aucun résultat.

De discrètes rougeurs sont fréquentes et parfois des petites ecchymoses transitoires.

Ce type de traitement reste valable quand on refuse les injections, les peelings et la chirurgie.

Au total, l'électro-ridopuncture ou ridolyse stimule

directement les rides mais aussi la peau relâchée. Le myolift, stimule surtout les muscles du visage ; l'électrophorèse prétend combiner les effets. Dans tous les cas, il n'y a pas de résultat avant deux mois environ.

LES TRAITEMENTS PAR POSE DE FILS OU ENFILAGE D'IMPLANTS LE « THREADING »

LES FILS DE GORE-TEX, NON RÉSORBABLES, DONC DURABLES

Description

Le fil ne doit pas être confondu avec la bandelette ou la plaque de 1 à 2 mm d'épaisseur. C'est un fil de suture synthétique pour les tissus profonds, c'est-à-dire non utilisable pour le derme lui-même. Il s'utilise donc juste sous le derme pour soulever les petites dépressions des rides.

Indications, avantages

Le matériel est bio-compatible et parfaitement bien toléré tant qu'il reste sous le derme. Il constitue un support durable pour ce dernier et peut être retiré assez facilement si besoin. C'est une alternative intéressante aux injections de remplissage.

Déroulement du traitement

Quelques gouttes d'anesthésique local permettent de passer facilement les fils avec une aiguille, dans des conditions d'asepsie rigoureuse. Plusieurs épaisseurs de fils peuvent être utilisées. les extrémités sont enfouies soigneusement. Une seule séance suffit le plus souvent.

Preuves, réussites

Peu de médecins connaissent parfaitement cette technique et les résultats sont inégaux : quelques-uns en sont très satisfaits, d'autres ont pratiquement abandonné les fils, au profit des bandelettes, plus épaisses.

Inconvénients, effets secondaires, risques

Les fils, même tressés en plusieurs épaisseurs, sont souvent insuffisants, pour soulever des rides profondes ou épaissir une lèvre. Les fils étant situés sous le derme, ils ne peuvent pas réparer sa cassure éventuelle (rides par altération dermique).

Ces fils suivent les mouvements d'expression et leurs extrémités peuvent venir piquer le derme. Celui-ci va alors s'inflammer et rejeter le fil (extrusion). Il suffit alors de tirer sur le fil pour l'extraire tout à fait.

C'est cette éventualité qui fait préférer les bandelettes plus épaisses à extrémité mousse.

LE FIL D'OR EST ÉGALEMENT NON RÉSORBABLE DONC DURABLE

Description

C'est un fil d'or pur stérilisé de 1/10e de mm de diamètre, donc très fin et fragile :

Indications, avantages

Les indications préférentielles sont les ptôses et relâchements débutants et légers du visage (entre 30 et 45 ans) à peau fine et teint fané, les rides horizontales du cou.

Il y a une remise en tension des zones traitées, une certaine restructuration de l'ovale du visage et un certain effet de comblement des fines ridules. il n'y a pas d'intolérance à l'or pur et pas de gêne pour tout autre traitement ultérieur.

Déroulement du traitement

Le fil d'or étant fin et fragile va être couplé avec un fil résorbable : fil pour la peau ou fil de catgut suivant l'opérateur ou encore fil de collagène, et parfois également avec un 3e fil non résorbable : la soie blanche. Ces deux ou trois fils stériles sont attachés ensemble et enfilés au niveau du derme profond sous anesthésie locale avec une aiguille, en mailles croisées perpendiculairement aux lignes à traiter, en 1 heure environ.

On peut compléter par d'autres séances ultérieures si l'effet est insuffisant (attendre au moins 4 mois).

Les fils restent invisibles et parfaitement tolérés. l'amélioration est visible dans les 2 mois qui suivent.

Preuves, réussites

Depuis près de trente ans de pratique de cette implantation de fil d'or, un grand nombre de femmes à peau fine ont bénéficié avec satisfaction de ce remaillage, qui a maintenu son effet parfois jusqu'à cinq années. Cependant, il n'existe pas de publication médicale rigoureuse avec photos vraiment démonstratives.

Il s'agit plus d'une impression globale de remise en tension et d'amélioration du teint. Néanmoins, l'utilisation récente de fils de collagène associés aux fils d'or, va certainement relancer la technique du remaillage.

Inconvénients, effets secondaires, risques

Il ne sert à rien de traiter les relâchements, ptôses et flétrissures trop avancées, ainsi que les peaux épaisses ou adipeuses. On ne pratique donc pas chez l'homme. Si la séance est indolore, les petites ecchymoses peuvent être nombreuses, s'estompant en une semaine, l'œdème est fréquent, durant quelques jours. Sur les peaux très fines, un aspect en accordéon peut se voir pendant quelques semaines. L'extrusion des fils d'or peut se voir lors des mimiques : il suffit de tirer pour retirer le fil.

Par contre la présence de fil de catgut peut majorer l'inflammation et nous le déconseillons.

C'est une méthode qui s'associe le plus souvent avec d'autres techniques, et qui permet de traiter le vieillissement débutant en créant une armature. Certains l'utilisent pour parfaire le résultat d'un lifting, mais les peelings semblent supérieurs dans cette indication. De plus, le coût de la séance est parfois disproportionné aux résultats réels.

L'avis du spécialiste : docteur Patrice Mur

Cette technique qui a maintenant trente ans de recul consiste à recréer par « remaillage » une sorte de nouvelle armature du visage et du cou en déclenchant une réaction du tissu conjonctif.
Rappelons que depuis l'Antiquité, les thérapeutes emploient l'or : sels d'or en allopathie, dilutions en homéopathie, oligo-éléments en médecine énergétique.

LE FIL DE CATGUT

Description

C'est un fil résorbable constitué de collagène prélevé sur les boyaux de mouton et utilisé comme suture chirurgicale pour les tissus profonds. Dans le cas de la peau, on peut utiliser le catgut simple ou le catgut chromé à résorption plus lente.

Avantages, indications

L'introduction dans le derme provoque une réaction d'intolérance inflammatoire qui digère lentement le fil. Cela contribue à constituer une bandelette fibreuse cicatricielle plus ou moins importante réalisant le comblement désiré.

Le catgut peut ainsi combler toutes les rides de moyenne profondeur du visage et du cou, surtout les rides horizontales du front et du pourtour des lèvres.

Déroulement de l'intervention

Un test d'allergie doit être effectué au bras surtout s'il s'agit de catgut chromé (Patch test) et lu après 3 jours.

Sous anesthésie locale, les conditions d'asepsie sont très rigoureuses. Le fil est rincé et introduit par l'aiguille, plus ou moins profondément selon le type de la ride, dans le derme ou sous le derme. Certaines rides profondes peuvent nécessiter plusieurs fils... Les orifices d'entrée et de sortie sont protégés pendant trois jours. On prescrit des antibiotiques.

L'amélioration est progressive et ne se juge qu'à un mois pour le catgut simple, 3 mois pour le chromé. Une autre séance complémentaire peut alors être effectuée.

Preuves, réussites

Cette méthode étant pratiquée par peu de praticiens sur peu de patients, avec une grande variabilité de manipulations, il est encore impossible de donner un avis valable. D'autre part on est parfois surpris de constater que certains patients croyant avoir été traités par le catgut ont en fait reçu d'autres substances actives (comme les silicones) : leur satisfaction est donc trompeuse. Il semble toutefois, que les résultats sont encourageants et durables (6 mois à 2 ans).

Inconvénients, risques

Cette méthode reste expérimentale car on ne peut jamais prévoir l'importance de la réaction inflammatoire : elle peut provoquer une surcorrection ou une tuméfaction (granulome inflammatoire) persistante nécessitant des injections locales de corticoïdes, et pouvant provoquer une infection.

C'est pourquoi nous ne recommandons pas encore le catgut, car son emploi reste mal maîtrisé et les risques sont trop grands alors qu'il existe bien d'autres techniques efficaces moins dangereuses, pour les rides. Cette intervention n'est pas indiquée pour les peaux fines et les localisations où la peau est fine (paupières) : la technique est délicate, assez douloureuse si on ne peut pas faire d'anesthésie des gros troncs nerveux (l'infiltration anesthésique de la peau effacerait les rides).

Le visage est assez marqué pendant 3 à 6 jours.

LE FIL RÉSORBABLE ERCEDEX (SPÉCIALISTE : DOCTEUR PATRICE MUR)

Description

Le fil « Ercedex » monté sur une aiguille droite peut permettre l'induction d'une réaction minime inflammatoire des tissus traversés. Cette réaction transitoire va être bénéfique.

Avantages

Une cicatrice fibreuse dans les tissus va se créer progressivement, réalisant un effet de comblement. En particulier, la possibilité de réourler les lèvres à l'aide d'un ou deux fils est intéressante.

De même, la possibilité de quadriller la lèvre supérieure ridée.

Déroulement

On ourle la lèvre en passant à 1-2 mm du petit canal virtuel situé à la limite de la lèvre blanche et de la lèvre rouge.

On quadrille la lèvre supérieure en passant 1 à 2 fils pour chaque trajet profond dans le derme, dans le sens horizontal et 1 fil en superficiel le long de chaque ride verticale.

On peut répéter 1 mois après la prise de fils si le résultat est insuffisant.

Preuves, réussites

La durabilité des résultats est difficile à préciser car cette technique n'a pas assez de recul dans le temps.

LE FIL POLYGLYCOLIQUE

C'est un fil synthétique et biodégradable capable de faire produire du collagène. La technique est toute nouvelle mais paraît prometteuse.

LE FIL DE COLLAGÈNE OU COLLADERM

Description

Il s'agit d'un fil constitué de fibres réticulées de collagène tressées, parfaitement bio-compatibles.

Ce fil peut être plus ou moins épais et long, et il est monté sur une aiguille droite.

Avantages

La résorption est très lente, aussi les résultats sont plus durables qu'avec le collagène bovin : pour les rides et pour réourler les lèvres, de 10 à 24 mois.

On peut également remailler la peau du visage et du cou avec cet implant souple et incolore, éventuellement avec des fils d'or.

Déroulement

Le trajet de la ride ou du pli doit être marqué au crayon. On peut passer le fil à l'aide de l'aiguille ou, en cas d'utilisation d'une plus grande épaisseur, après micro-incision cutanée, à l'aide d'un passe-fils.

Inconvénients, risques

Un test préalable au collagène est nécessaire. Cette méthode nécessite un bon niveau technique de la part de l'utilisateur.

Les ecchymoses et œdèmes sont fréquents pendant 2 à 6 jours. Le prix est relativement élevé.

Preuves, réussites

Cette technique française étant récente, des statistiques fiables ne sont pas encore déterminées. Toutefois elle a déjà bénéficié de publications scientifiques très élogieuses et elle paraît assurée d'un bel avenir.

LES TECHNIQUES DE REMPLISSAGE

LE COLLAGÈNE

Description

Le procédé d'injection de collagène est une technique relativement ancienne puisqu'on a commencé à l'utiliser en 1975. En près de vingt ans, la technique a été considérablement affinée.

Le collagène est un produit naturel d'origine humaine et animale que l'on trouve dans le derme et dont l'appauvrissement est un des éléments biologiques du vieillissement cutané.

On utilise pour les injections plusieurs types de collagène : il peut être d'origine bovine, préparé en suspension (collagène américain) ou en concentré soluble (collagène japonais). Ce dernier n'a pas encore obtenu son autorisation légale de mise sur le marché en France et en d'autres pays. On injecte également du collagène d'origine humaine, notamment en cas d'allergie. Il provient alors directement du sujet lui même (le collagène humain industriel n'étant pas encore commercialisé à ce jour).

Il existe en outre différents degrés de profondeur de l'injection qui peut atteindre des couches plus ou moins profondes de la peau.

Le collagène d'origine bovine possède des composants très proche du collagène humain : il s'intègre intimement à la peau.

Indications, avantages

Le « colla », comme le nomment familièrement ses adeptes est devenu la technique antiride classique. la plus répandue et la mieux maîtrisée. En dehors de cette indication, il est aussi employé pour combler certaines cicatrices creuses (cicatrices d'acné à bords souples, cicatrices chirurgicales, cicatrices d'accidents).

Le collagène est particulièrement performant pour les rides du front, celles situées entre les sourcils, celles du sourire et celles des joues, la correction des rides des lèvres, les pattes d'oie.

Déroulement du traitement (collagène américain)

Un interrogatoire élimine d'éventuelles contre-indications. Un test d'allergie doit être pratiqué pour déterminer si le traitement est possible. Le médecin procède à une injection témoin sur l'avant-bras. Si le test est négatif, on pratique un deuxième test de vérification trois semaines plus tard ; si ce dernier ne montre aucune réaction au bout de 15 jours, selon l'état de la peau et la profondeur des rides, un traitement complet va nécessiter en moyenne deux à trois séances espacées d'un mois chacune, puis des séances de rappel tous les six à douze mois.

Avant chaque séance, il est recommandé de se démaquiller et de nettoyer le visage à l'eau ou avec un tonique doux. Pour les peaux grasses, il est préférable de procéder à un nettoyage de peau (masque désincrustant et lotion astringente) pour resserrer les pores dilatés. On recommande aussi, entre chaque séance, une hygiène et un entretien rigoureux

Après avoir éventuellement pratiqué une anesthésie locale de la zone à traiter, le médecin injecte le collagène au moyen d'une aiguille très fine le long des rides et des dépressions cutanées. (On dispose à présent d'une aiguille si fine, qu'elle ne fait plus de marques et qu'on la sent à peine.) Certaines seringues contiennent de l'anesthésique.

Le médecin a à sa disposition deux concentrations : 35 mg pour le Zyderm I et le Zyplast, 65 mg pour le Zyderm II ; et deux formes : des fibres en suspension pour les Zyderm I et II et des fibres attachées les unes aux autres (réticulées) pour le Zyplast. Leur utilisation va dépendre de la zone à traiter, de la profondeur des rides et de l'épaisseur de la peau. La facilité d'utilisation, sa sécurité en ont fait le produit phare, qui a été utilisé sur des millions de patients.

Bien que le résultat soit transitoire, une majorité y est restée fidèle, comme on reste fidèle à son coiffeur.

Durée d'une séance : 30 minutes environ.

Preuves, réussites

L'effet collagène dure entre six mois et un an selon l'état de la peau, il faut ensuite renouveler les injections dès la réapparition des rides pour maintenir les résultats, sinon le patient revient plus ou moins au stade initial.

Les injections sont généralement bien supportées et l'amélioration visible tout en restant naturelle. On ne sort pas « boursouflé » du cabinet, il est possible de se maquiller tout de suite et d'avoir un rythme de vie normal, sans avoir besoin de se cacher... Le collagène, si son efficacité est insuffisante peut être suivi un mois plus tard par un peeling ou une dermabrasion. Ou inversement, venir compléter des rides insuffisamment traitées par ces techniques.

Inconvénients, effets secondaires, risques

L'injection du collagène est souvent suivie d'un gonflement immédiat de la région traitée. Cet effet dure de quelques minutes à quelques heures. Les petits bleus sont rares et fugaces.

Le soleil et le sauna sont interdits pendant les trois jours qui suivent chaque séance d'injection, de même que les excès de consommation d'alcool car ils peuvent entraîner une rougeur et un œdème passagers. Mais avec un maquillage on continue son activité professionnelle.

Le plus grand reproche, que l'on puisse faire au collagène : la nécessité de renouveler périodiquement les interventions et le coût des séances.

En effet, il ne semble pas y avoir de limites de quantité injectée, ni de nombre de séances. Une ampoule seringue peut s'avérer insuffisante pour traiter en une séance de nombreuses rides. Les rides du cou ne semblent pas réagir durablement au collagène. Si on laisse passer plusieurs années avant de revenir au traitement par collagène, il vaut mieux procéder à un nouveau test.

Un cas concret

Madame Martine L., 45 ans :
Je voyais ces horribles rides fendiller progressivement mes lèvres et balafrer légèrement mes joues. Me maquiller devenait une torture.
Le médecin esthétique m'a conseillé le comblement avec du Zyplast : un mois et demi après, mes deux tests cutanés successifs étant négatifs, il m'anesthésiait la bouche comme chez le dentiste. Je ne sentais pas les injections. Aussi ai-je été agréablement surprise en fin de séance, de constater que toutes mes rides étaient parfaitement comblées.
Il existait quelques rougeurs et des petites traces de piqûres que le médecin s'est employé à atténuer par des massages et des pulvérisations d'eau thermales bien agréables. Le lendemain, il ne restait plus grand chose à camoufler sous mon maquillage. J'étais déjà rajeunie ! On me trouvait bonne mine et en forme.
Trois semaines plus tard une deuxième séance a complété les rides profondes qui nécessitaient des retouches. A la place d'une anesthésie locale, le médecin m'a proposé de réaliser une légère séance d'hypnose, qui s'est révélée très efficace et m'a fait découvrir à quelle rapidité et profondeur j'étais capable de me relâcher.
Depuis je reviens régulièrement pour l'entretien tous les six mois environ et cela me suffit amplement.

LES DÉRIVÉS DU COLLAGÈNE

• *Le fil de collagène ou colladerm* (voir page 63) est étudié dans le chapitre sur les « enfilages ». Il assure un bon remplissage des rides et sillons bien marqués.

• *L'autocollagène (personnel, humain, purifié)*

Description

On peut utiliser la graisse extraite (par lipo-aspiration par exemple) pour en extraire un filtrat enrichi en collagène du donneur. Cette extraction peut se faire par manipulations dans le cabinet même du médecin, ou avec contrôle de stérilité dans un laboratoire spécialisé.

Avantages

Cette utilisation écologique de la graisse permet d'éviter un test (il n'y a pas d'allergie à son propre collagène) et peut permettre ainsi de traiter les allergiques au collagène bovin, réels ou psychologiques.

Déroulement

Après décongélation de la seringue, les injections se font de la même manière que le collagène bovin.

Preuves

Il semble que les résultats soient parallèles à ceux du collagène bovin.

Inconvénients

Risque d'infection locale provoquée par les manipulations de la graisse. Stockage au congélateur. Impossibilité d'injecter avec une aiguille très fine.

> **L'avis du spécialiste : docteur Charles Gadreau**
>
> Le collagène personnel purifié ou C.P.P peut être utilisé immédiatement dans les mêmes indications que le collagène hétéroloque bovin ou bien mis en réserve au congélateur en vue d'un traitement ultérieur.
> La tolérance est bien entendu parfaite. Les traitements sont renouvelables sans limite et plus économiques.

• *Le fibrel*

Quelques mots sur ce produit qui n'a pas réussi à se frayer un chemin en France :

Description

Grâce à un « kit » stérile, il est recomposé immédiatement avant l'injection, en mélangeant une substance matricielle (poudre de gélatine...) à du plasma fraîchement prélevé sur le sujet lui-même

Avantages

Non seulement il corrige la dépression par son volume, mais il stimule aussi la synthèse de collagène. Il a les mêmes indications que le collagène bovin.

Déroulement, inconvénients

Un test est nécessaire. On doit ponctionner une veine, puis manipuler le sang ; pratiquer le mélange, puis réinjecter... On ne voit vraiment pas l'intérêt par rapport à la simplicité du collagène injectable !

• *Le cartiladerm*

Ou extrait de cartilage de fœtus de vache ou de brebis, un court instant popularisé dans les années 1980, est à oublier pour ses caractéristiques dangereusement allergisantes et inflammatoires.

LES INJECTIONS D'AUTOGRAISSE (FILLING)

L'avis du spécialiste : docteur Catherine de Rivoyre

Ce procédé, un moment passé de mode, devient de plus en plus employé. Il consiste à prélever de la graisse chez le patient, dans les régions de l'abdomen et des hanches, là où elle est la plus abondante et non dépendante des hormones féminines, et de la réimplanter en l'injectant dans les rides et les dépressions cutanées. C'est l'intervention écologique par excellence : le sujet fournit lui-même le matériel pour son traitement !

Avantages, indications

L'injection d'autograisse permet de remodeler le visage, là où la graisse a fondu (pommettes, joues) et également sur les mains (coussinets des doigts et des paumes).

Sans risques d'allergie, c'est une « petite » intervention qui donne bonne mine et permet de retrouver les rondeurs de sa jeunesse (les photos de ses 20 ans sont les bienvenues pour choisir les zones à implanter de préférence).

Déroulement de l'intervention

Elle se fait en deux temps. Durée : environ 1 heure.

D'abord le praticien, après une asepsie de la zone « donneuse » de graisse opère une anesthésie locale. Puis, au moyen d'une seringue il aspire la graisse jaune avec ses lobules. Une aspiration lente et douce est nécessaire pour préserver la graisse, qui se loge dans le vide de la seringue en évitant tout traumatisme, ceci pour créer des conditions optimales de réimplantation.

Ensuite le médecin, avec la même seringue, là aussi sous anesthésie locale de la région à traiter, pratique la réinjection sous-cutanée. Cette injection s'effectue tout le long de la ride ou de la dépression. Lorsqu'on retire l'aiguille, la graisse a comblé l'espace. Un petit pansement maintient pendant 24 heures la graisse à la bonne place afin de faciliter une bonne greffe.

Preuves, réussites

Il s'agit d'une intervention pratiquement indolore, un peu semblable à un soin dentaire sous anesthésie, pratiqué en cabinet médical. La technique en est simple et les résultats très satisfaisants, avec un pourcentage de réussite immédiate maximale.

Pour en contrôler le succès, on effectue une vérification au bout de quatre mois, et on réimplante alors, si nécessaire, une seconde dose de la graisse que le praticien a préalablement congelée lors de la première implantation.

La durée minimum de l'effet autograisse est de 4 mois, mais peut aussi durer jusqu'à 4 ou 5 ans.

L'effet peut donc être qualifié de plus ou moins durable. En fait, deux cas de figure sont possibles : la première voit l'implant de graisse fondre inexorablement en six mois, la greffe ne prend pas ; la deuxième voit le tiers ou la moitié de la graisse se greffer parfaitement, mais la tendance naturelle « centripète » reprend son cours et le greffon, lentement et sûrement, suit l'évolution de l'ensemble du tissu graisseux vers la fonte progressive.

En France où la technique fut mise au point par le docteur Pierre Fournier, trop de contrevérités ont été dites. Aux États-Unis, elle est largement utilisée et de nombreuses publications et communications scientifiques ont confirmé son intérêt. Cette technique est également utilisée en pathologie pour combler des atrophies faciales (fonte maladive des tissus) et des « trous » fessiers provoqués par l'injection intra-musculaire de corticoïdes.

Inconvénients, effets secondaires, risques

Un léger gonflement peut apparaître sur la zone traitée. Il va disparaître au bout de quelques heures dans de rares cas au bout de quelques jours.

Il faut porter un petit pansement pendant une semaine sur la zone traitée et la zone donneuse, jusqu'à la cicatrisation (sur le visage, on l'enlève le lendemain)

Chez certains patients, quelques ecchymoses peuvent apparaître après l'intervention. (L'aspirine est contre-indiquée avant et après.)

Peut-on donner sa graisse à quelqu'un d'autre ?

Non, c'est impossible, il y a incompatibilité. Le rejet serait rapide et total.

Peut-on pratiquer un filling si l'on est maigre ?

Si l'on ne trouve pas sur le corps, une épaisseur de graisse d'au moins un centimètre, il vaut mieux ne pas essayer d'extraire de la graisse. Une petite dépression risquerait de se produire sur le lieu de prélèvement.

Le filling est un moyen simple de lutte contre le vieillissement. Il doit être envisagé avant tout comme un moyen préventif efficace. Dans certains cas de lipo-aspiration excessive, le filling peut localement remplir les creux inesthétiques.

Un cas concret

Mme Jacqueline B. :

J'étais désespérée : mon lifting était techniquement parfaitement réussi, et cependant mon visage paraissait dur, osseux et anguleux. D'ailleurs, personne ne me faisait de remarque agréable. Le médecin esthétique, en examinant de vieilles photographies, m'a fait constater que mon visage avait perdu ses rondeurs au cours du temps. En particulier les pommettes avaient fondu. Aussi le traitement adéquat n'était pas de tendre la peau par lifting en recouvrant les os du crâne, mais bien de reconstituer le soubassement graisseux sous ma peau. J'ai été surprise par la facilité et la rapidité de l'intervention. Mais surtout, le résultat a été vraiment extraordinaire : immédiatement mes amies m'ont déclaré que « j'avais rajeuni », que mes traits étaient plus doux et gais. Depuis, chaque année, quand je trouve que mes traits recommencent à se durcir, je fais retransposer un peu de ma graisse qui est restée stérile et bien conservée au congélateur.

LA SILICONE

Description

La silicone médicale injectable se présente sous la forme d'un fluide, incolore et stérile.

Des utilisations erronées (injections en masse) et des

produits non purifiés et non médicaux ont jadis entraîné des effets négatifs qui ont valu sa mauvaise réputation au silicone. Il a été réhabilité car on maîtrise bien sa fabrication et sa mise en place.

Indications, avantages

Comblement des rides verticales du visage, entre les sourcils, ou dans les sillons naso-géniens (du nez à la commissure des lèvres), et aussi augmentation de volume des pommettes. L'augmentation du volume des lèvres est à la mode depuis trois ans. La silicone « tient » durablement, elle ne se résorbe jamais.

Déroulement du traitement

L'intervention consiste à injecter la silicone avec une seringue, après asepsie et anesthésie locale éventuelle en cabinet médical.

Les injections demandent un bon apprentissage et du doigté : elles ne doivent être ni trop superficielles ni trop profondes, et n'introduisent à chaque fois que des micro-gouttes dans le derme.

On ne doit, en outre injecter que peu de produit à la fois, ce qui nécessite des séries de séances (3 à 5 espacées d'au moins 6 semaines entre chacune d'elles) pour obtenir l'effet final désiré.

Preuves, réussites

Le résultat peut friser la perfection... mais il faut parfois attendre plusieurs mois après l'injection, quand la réaction cutanée autour de chaque micro-gouttelette se produit, pour le vérifier.

D'autre part, il faut envisager plusieurs séances pour arriver à la réussite globale. Mais trente années de bons et loyaux services ont fait beaucoup d'heureux.

Inconvénients, effets secondaires, risques

Le principal inconvénient réside dans la durée : attente des résultats et retouches ultérieures. L'effet immédiat spectaculaire souvent constaté, n'est dû qu'à l'œdème transitoire provoqué. Des risques divers sont à craindre si un visage reçoit des doses cumulées trop importantes : il faut savoir s'arrêter !

C'est un traitement magnifique qui a ses propres limites. Si elles sont respectées, aucune maladie générale n'a été décrite, contrairement aux soupçons, jusqu'à maintenant peu fondés, pesant sur les prothèses mammaires en gel de silicone. Les polémiques autour de la question, de même que les suspensions réglementaires provisoires n'ont d'ailleurs concerné que ces dernières.

Les risques les plus importants sont à mettre sur le compte d'un mauvais technicien et d'une mauvaise technique : essentiellement des « siliconomes » sortes de petites boursouflures souvent rouges de la peau, pouvant être traitées par des infiltrations de corticoïdes. Ces boursouflures peuvent aussi se sentir dans les lèvres injectées trop massivement. On ne peut pas « réaspirer » du silicone en excès, car il est trop inséré dans les tissus.

LE GORE-TEX EN BANDELETTE OU PLAQUE

Description

Contrairement aux fils, la bande est solide, épaisse (1 à 2 mm) souple et poreuse, permettant une bonne recolonisation des tissus.

Avantages

On peut découper l'implant pour lui donner la forme et l'épaisseur voulue. Placé sous la peau, il est parfaitement bien toléré (pas de test d'allergie) et ne disparaîtra jamais. Il peut d'ailleurs être retiré à tout moment assez facilement.

La meilleure indication est le sillon naso-génien (dépression descendant du nez à la commissure des lèvres). Une autre bonne indication est l'épaississement rapide des lèvres minces. La correction reste naturelle et n'a pas à être répétée.

Déroulement

Après l'anesthésie locale et de minuscules incisions, la bandelette de gore-tex est très facilement introduite sous la peau ou dans la lèvre. Les incisions peuvent être fermées par un petit point de suture résorbable conservé 2 à 4 jours... Les ecchymoses et le gonflement se constatent souvent aux lèvres, nécessitant parfois un retrait social de quelques jours. Puis, tout rentre dans l'ordre.

Réussite

C'est la durabilité des résultats qui est remarquable : les lèvres ne bougent plus. Le sillon naso-génien, même s'il n'est souvent comblé qu'à moitié ne se creuse plus : Une sorte de plancher permanent en assure la solidité contre le temps et le vieillissement. Un comblement complémentaire, situé cette fois dans le derme, peut être effectué avec tout autre matériau.

LES IMPLANTS PROFONDS (AU CONTACT OSSEUX)

• *Le bioplasty*

Description

Il s'agit de silicones en micrograins qui durcissent à la température du corps.

Avantages

Le durcissement est utilisé en chirurgie plastique pour augmenter les reliefs osseux.

Inconvénients

Ce produit expérimental a été quasiment abandonné, il est passé de mode car d'autres matériaux, comme le corail semblent plus intéressants.

De plus, utilisé abusivement dans le derme ou les lèvres (voir le cas récent d'une actrice italienne célèbre), il a provoqué un durcissement, voire une déformation quasiment irréversible de ces tissus mous. Il ne faut pas le confondre, comme le font trop souvent certains médias avec la silicone médicale injectable.

• *Le corail*

Description

La poudre de corail introduite chirurgicalement au contact osseux (sous le périoste) se comporte à son tour comme de l'os.

Avantages

Le remodelage se fait en profondeur, redonnant du volume partout où cela est nécessaire (tempes, pommettes, menton, sillon naso-génien...).

Pour conclure, toute introduction de substances étrangères peut stimuler le derme :

Les injections de produits résorbables type collagène ou non résorbables de type silicones (la piqûre sèche, sans injection de liquide, stimule toute seule !), l'enfilage de fils résorbables et non résorbables.

Toute action de peler a aussi pour effet de stimuler la régénération du derme, d'une façon plus ou moins importante selon la profondeur de l'abrasion (peelings, dermabrasion, micro-dermabrasion, laser-abrasion, cryothérapie...). A noter que le simple effet mécanique de « gonflement » de la peau, peut aussi parfois stimuler le tissu conjonctif (effet indirect du « filling »).

LES PRODUITS EXPÉRIMENTAUX

• *Le hylan gel*

A l'heure où nous écrivons ces lignes, nous savons que l'acide hyaluronique est actuellement étudié aux U.S.A. pour combler transitoirement mais efficacement des dépressions cutanées et des rides...

Il est parfaitement bio-compatible, facile à utiliser et très efficace pour 80 % des patients. C'est une étude à suivre, car c'est peut-être le produit de l'avenir (pas de test).

• *L'artéplast ou artécoll*

Description

Le professeur Lemperle, chirurgien allemand, eut l'idée il y a 4-5 ans d'utiliser des micro-particules de Plexiglas pour combler les défects et les rides de la peau. Elles étaient déjà utilisées en orthopédie et en stomatologie. Afin de les rendre injectables, il les a placées en suspension dans du collagène bovin d'origine japonaise.

Avantages

Ces micro-particules se comportent un peu comme la silicone et réalisent donc un effet durable de comblement ou d'augmentation de volume (de la lèvre supérieure par exemple). Le produit se présente sous la forme de seringues prêtes à l'emploi.

Déroulement

Deux tests préalables sont nécessaires. La technique est pratiquement la même que l'injection de Zyplast (Collagène bovin réticulé américain) ou de silicone. L'œdème et la rougeur peuvent être notables pendant quelques jours. On masse les tissus afin de modeler l'effet.

Inconvénients, risques

Un seul médecin a un recul de cinq ans. Or, c'est lui-même qui, indirectement, participe à la commercialisation du produit ! L'injection de collagène bovin japonais n'est pas autorisée en France et l'injection d'Artéplast n'a plus d'autorisation officielle depuis février 1994. Le laboratoire qui la fabrique a déposé une demande auprès du ministère. Que risque de produire à la longue des microparticules de Plexiglas, insérées dans ce tissu si particulier et réactif qu'est le derme ?

D'ailleurs les premières réactions inflammatoires (granulomes) viennent d'être recensées, nécessitant des infiltrations locales de corticoïdes.

Les médecins qui continuent depuis février 1994 à injecter de l'artéplast en bravant les interdictions (ils achètent donc le produit à l'étranger) jouent avec le feu... et surtout avec la peau de leurs patients ! Il faut attendre les résultats d'études plus sérieuses qui devraient nous dire avec précision si on peut l'utiliser et dans quelles conditions.

LES TRAITEMENTS DE SURFACE

LES PEELINGS

Les peelings utilisent des agents chimiques tandis que les dermabrasions agressent la peau physiquement, mais leur but reste le même : il s'agit de détruire l'ancienne peau, abîmée flétrie, et constellée de cicatrices et de tâches, afin de provoquer la formation d'une nouvelle peau jeune et lisse

On peut utiliser ces agents selon différentes intensités selon l'objectif poursuivi.

Le peeling sous toutes ses formes fait actuellement des... bons ravages ! Non pas parce qu'il est nocif, au contraire, mais nous avons de plus en plus besoin de faire peau neuve et il est là pour ça.

Purifier, assainir et jusqu'à abraser l'épiderme de ses impuretés et de ses défauts, et de la pollution et du stress par la même occasion.

Il faut bien distinguer les différentes variantes du peeling. Le plus « soft », c'est bien sûr celui qu'on peut faire soi-même ou en Institut de beauté (voir chapitre « Cosmétiques »), mais il ne s'agit pas à proprement parler de peelings mais de nettoyages superficiels. Ensuite viennent les peelings médicaux. Du plus doux au plus fort, ils ne font plus forcément peler, desquamer, éclaircir ou foncer la peau : il n'est pas toujours besoin de prendre un « congé peeling » en attendant de retrouver la vivacité de son teint...

Vous découvrez :

Sur votre peau l'apparition progressive de modifications qui sont généralement considérées comme des signes d'âge.

Votre teint a changé. Il a perdu de son éclat et de son uniformité.

Des tâches que vous ne connaissiez pas sont là, bien installées. Elles n'ont pas le reflet brun-rouge des tâches de rousseur, leur brun contient du gris. Elles ne disparaissent pas en hiver sans soleil.

Des ridules apparaissent autour des yeux, dans la zone

de la patte d'oie. Les joues sont moins lisses, parfois la lèvre supérieure se marque de rides verticales dont certaines peuvent couper le bord rouge de la lèvre et permettre au rouge à lèvre de filer vers le haut.

Ou bien encore vous venez d'arrêter de fumer et vous voulez effacer au plus vite votre teint de fumeuse.

Que s'est-il passé ?

Ces modifications sont les conséquences de l'action des ultra-violets qui sont une des composantes de la lumière solaire. Chaque heure passée au soleil ou à moindre titre sous les U.V.A, compte, y compris les heures passées dans le jardin de votre grand-mère quand vous aviez trois ans !!! Cette addition continue explique que tous les désagréments arrivent en même temps, mais à un âge variable selon votre type de peau (début entre 30 et 50 ans) et selon votre mode de vie.

En effet, si vous vivez régulièrement en extérieur et si vous avez la chance de fabriquer une pigmentation (bronzage) suffisante, cette couche de pigment a pour fonction d'absorber les U.V., d'empêcher leur descente en profondeur là où sont les fibres élastiques.

Par contre, si vous ne fabriquez pas un bronzage suffisamment foncé, ou si votre bronzage a des reflets cuivrés ou si vous ne vous exposez qu'épisodiquement et qu'à chaque fois vous devez prendre des précautions pour ne pas brûler, cela signifie qu'il existe une phase pendant laquelle les U.V. pénètrent profondément, abîment les fibres élastiques, provoquant des désordres dans la fabrication du pigment, d'où des tâches. En conséquence, les zones les plus exposées été, comme hiver, le visage et les mains seront mathématiquement les premières victimes de ces altérations.

Quant au teint des fumeurs, il s'agit d'un manque

d'oxygénation de la peau par mauvais fonctionnement des capillaires du derme.

Dans votre cas, quelle aide pouvons-nous vous apporter ?

Nous rappellerons brièvement la nécessité d'une protection solaire, d'une exposition progressive et à titre déjà curatif l'existence de la vitamine A-acide qui, si vous la tolérez, rendra votre peau plus lisse, plus rose et plus uniforme.

Mais il existe des techniques brèves, les peelings, qui vont accélérer le renouvellement de l'épiderme ou même le faire disparaître afin de provoquer une régénération rapide.

Les effets en seront les suivants :

– Disparition des tâches lorsqu'elles sont des dépôts pigmentaires situés dans l'épiderme. Uniformisation de la couleur.

– Éclaircissement et léger rosissement du teint par activation de la circulation sanguine superficielle.

– Pour les peelings profonds, réactivation de la synthèse des fibres de collagène dermique, d'où la diminution des ridules et tonification visible de la peau. Dans le cas du peeling au phénol, il existe un réel « raccourcissement » de la peau et on peut parler « d'effet lifting ».

Les techniques : éventuellement avant votre peeling, pendant quelques jours ou semaines, votre médecin esthétique, vous demandera d'appliquer chaque soir un produit contenant de la vitamine A acide afin de rendre votre peau moins épaisse, plus perméable et de diminuer le temps de cicatrisation.

LES PEELINGS DOUX permettent de ne pas avoir à se cacher pendant quelques jours. Ils provoquent l'équivalent d'un bon coup de soleil avec une desquamation d'une journée. Ils sont à répéter tous les quinze jours ; en faire trois paraît nécessaire. Les produits utilisés sont au choix le liquide de Jessner, l'ATCA (acide trichloracétique) à faible concentration et les acides de fruits ou acides alpha-hydroxylés (A.H.A) dont le plus utilisé est l'acide glycolique. Ils sont appliqués au coton-tige ou avec un morceau de compresse. Ce type de peeling est fait au cabinet médical.

LES PEELINGS MOYENS provoquent une desquamation plus profonde et plus longue qui commence deux à trois jours après l'intervention et qui dure cinq à sept jours ; parfois ce peeling répété à deux jours consécutifs est suffisant.

Les produits employés sont au choix l'ATCA à concentration moyenne, la pâte de UNNA, précédés ou non d'une application de liquide de Jessner. L'ATCA. est appliqué avec un morceau de compresse, la pâte de Unna avec une spatule.

Ces peelings sont faits en ambulatoire au cabinet du médecin.

LES PEELINGS PROFONDS provoquent la disparition complète de l'épiderme. Il y a donc une mise à nue du derme avec une phase obligatoire de suintement lymphatique. Le visage.ou la partie du visage traité sera souvent couvert d'un pansement pendant quatre jours, puis recouvert de poudre ensuite, jusqu'à disparition de la croûte vers le douzième jours. La zone traitée reste rouge mais maquillable pendant quelques semaines.

Les produits utilisés sont le phénol ou l'ATCA à concentration forte utilisée éventuellement avec un adjuvant stabilisateur. Ils sont appliqués au coton-tige. L'application sur des surfaces étendues doit être faite en clinique.

QUELS EN SERONT LES AVANTAGES POUR VOUS ? Si le médecin après examen clinique, vous autorise à le faire, vous obtiendrez un excellent résultat en respectant les indications suivantes :

L'avis du spécialiste : docteur Jean-Luc Vigneron

Les peelings sont un moyen d'agir sur l'aspect de surface de votre peau. Ils agissent plus ou moins profondément selon la méthode employée.
Le plus fort d'entre eux, le peeling au phénol, a un effet de rajeunissement structurel, mais les peelings habituels ne sont en aucun cas des concurrents des méthodes chirurgicales.

TYPE DE PEELING	LÉGER	MOYEN	PROFOND
Rafraîchissement du teint	3 fois	1 ou 2 fois	
Ridules fines, froissage des joues	6 à 10 fois	1 ou 2 fois	
Ridules profondes Tour de l'œil Tour de bouche		1 ou 2 fois	1 fois
Cicatrices d'acné		1 ou 2 fois	1 fois
Tâches des mains	3 à 6 fois	1 ou 2 fois	Jamais
Tâches du décolleté		1 ou 2 fois	Jamais
Recherche d'un lifting sur l'ensemble du visage			1 fois

Il faut répéter qu'il ne s'agit pas d'un geste chirurgical et que certaines rides ne seront jamais améliorées par le peeling : la ride verticale inter-sourcillière, les sillons naso-géniens (rides obliques partant du nez et descendant vers le côté de la bouche) ; d'autres techniques pourront répondre à ces problèmes.

Les résultats de ces techniques sont réguliers et reproductibles. Les tâches et les ridules s'estompent ou disparaissent, le teint s'éclaircit, votre entourage s'en rend compte et vous trouve bonne mine !!!

VOUS EN RETIREREZ TOUTE SATISFACTION à certaines conditions :

Le but du médecin esthétique est de donner à votre demande la réponse la mieux adaptée afin d'obtenir le meilleur résultat possible en fonction de l'état que vous présentez et de votre nature pigmentaire.

Il existe donc des contre-indications que vous précisera votre médecin et dont voici quelques exemples :

– Grande prudence chez les sujets à la pigmentation raciale intense (noire ou jaune).

– Interdiction du soleil fort et des U.V. pendant les deux mois qui suivent le peeling, remise au soleil progressive par utilisation d'écran total invisible, attention au ciel couvert, aux longues promenades hivernales.

– Pas de pâte de Unna chez la femme enceinte.

– Le peeling au phénol est réservé sauf exception aux blondes aux yeux clairs.

– Pas de peeling au phénol sur les paupières ayant déjà bénéficié d'une blépharoplastie.

Il existe des effets indésirables qui peuvent survenir même avec une bonne technique. Ils sont évidemment rares :

– Une rougeur persistante (maquillable) de quelques mois peut se rencontrer après un peeling moyen et profond chez des sujets à la peau très claire. C'est paradoxalement un signe d'excellent efficacité.

Une pigmentation d'apparition secondaire peut survenir chez les sujets à peau mate. Une crème adaptée appliquée plusieurs mois résoudra ce problème.

– Si le peeling est trop profond après application de phénol, la cicatrisation peut être atrophique hypertrophique. Ce problème ne se rencontre pratiquement qu'au niveau de l'angle du maxillaire inférieur.

Massages et injections dans la cicatrice apportent une réponse satisfaisante.

Le médecin tient-il compte de ma peau avant de choisir mon peeling ?

Oui, bien sûr, il va procéder en premier lieu à deux classements (voir tableau ci-contre).

Mais le médecin tiendra également compte du sexe (femmes et hommes n'auront pas forcément le même traitement) ; de l'épaisseur de la peau, de la localisation de la zone à traiter : la réaction est différente s'il s'agit de la peau du visage, du cou, du décolleté, des mains...

COMMENT LE MÉDECIN ESTHÉTIQUE PEUT-IL FAIRE VARIER L'INTENSITÉ : en premier lieu par le choix de l'agent chimique, nous le verrons plus loin, mais aussi par sa concentration, son acidité éventuelle, la quantité appliquée, le nombre d'applications ainsi que leur fréquence (jours, semaines mois, ou années), la durée de pose, et les modalités de « neutralisation » du produit

De plus, l'épiderme forme une barrière protectrice : plus son intégrité sera altérée, plus l'agent chimique agira intensément et en profondeur. Aussi, la préparation de la peau 15 à 30 jours avant le peeling avec les produits comme les crèmes à la vitamines A-acide ou à l'acide glycolique potentialise grandement l'action du peeling. L'insistance avec laquelle le praticien applique le peeling

Classification des types de peau

1. Classement de Fitzpatrick

TYPE 1 : couleur très blanche ou tâches de rousseur ; toujours brûlée à l'exposition solaire.
TYPE 2 : couleur blanche ; parfois brûlée.
TYPE 3 : blanche à olivâtre, ivoire ; habituellement brûlée.
TYPE 4 : brune ; rarement brûlée.
TYPE 5 : brune foncée ; très rarement brûlée.
TYPE 6 : noire ; jamais brûlée.

2. Classification de Glogan selon les lésions cutanées du groupe d'âge

• **Altérations anodines** (28 – 35 ans) :
– Petites rides ou cicatrices très légères – Peau ne nécessitant peu ou pas de maquillage.
• **Altérations modérées** (35 – 50 ans) :
– Premières « vraies » rides, cicatrices légères.
Teint olivâtre avec premières lésions solaires (Kératoses actiniques ou tâches brunâtres). Peau nécessitant un peu de maquillage.
• **Altérations importantes** (50 à 65 ans) : rides persistantes ou cicatrices d'acné modérées, irrégularités du teint avec zones dépigmentées – Maquillage obligatoire et permanent.
• **Rides profondes avec affaissement** des tissus, kératoses actiniques (plaques rugueuses dues au soleil) nombreuses avec ou sans cancer de la peau – Cicatrices d'acné sévères.

chimique seront déterminants quant aux résultats : ainsi deux opérateurs s'occupant chacun d'une moitié de la face n'auront pas le même résultat !

LES MÉDECINS CONNAISSENT-ILS BIEN LES PEELINGS ? Nous venons de développer longuement ce sujet car en effet, les peelings ne sont pas enseignés à l'université et l'ignorance est généralisée. C'est pourquoi il se dit, s'écrit et se fait beaucoup de bêtises dans ce domaine en pleine évolution.

Mis à part quelques médecins esthétiques et dermatologues à formation esthétique, nous pensons que ce chapitre apportera aussi des éclaircissements à beaucoup de nos confrères.

Nous allons passer maintenant en revue quelques grands types de peelings.

LES PEELINGS DOUX OU SUPERFICIELS :

• *La neige carbonique, ou « cryolissage »*

Description

C'est une formule idéale pour les peaux fatiguées, normales ou grasses. Le produit nettoyant en est la neige carbonique, un gaz fluide très réfrigéré qui stimule l'action revitalisante sur l'épiderme.

Indications, avantages

Peaux marquées avec irrégularités de surface, ridules, légères pigmentations, pores dilatés, teint terne.

Ce peeling lissage ne provoque aucune réaction allergique, ni de desquamation. Il est complètement indolore et même agréable, surtout lorsqu'il fait chaud (recommandé en été).

Déroulement de l'intervention

Une séance dure une vingtaine de minutes.

On doit se démaquiller avant.

Le praticien passe d'abord sur le visage, le cou, les mains et le décolleté une lotion protectrice pour éviter tout risque de brûlure.

Puis, avec un coton imprégné de neige carbonique, il

procède à des « balayages » des régions à traiter, sans éviter les paupières ni le contour des lèvres, en insistant particulièrement sur les zones les plus marquées. Trois à Quatre passages sont nécessaires. On peut se remaquiller immédiatement, mais beaucoup préfèrent exhiber leur nouveau teint « naturel ».

Preuves, réussites

Les résultats sont toujours excellents : on a tout de suite bonne mine, le teint retrouve son éclat, grâce à la stimulation de la micro-circulation des vaisseaux superficiels, la peau parait reposée et plus fraîche. Les peaux grasses en ressortent désincrustées et affinées.

Les pores sont resserrés, les tissus sont retendus (effet du micro-œdème provoqué par le froid).

Inconvénients, effets secondaires, risques

Il n'y a aucune contre-indication à ce peeling, mais il n'est pas recommandé aux peaux très sèches ou réactives. Il est toujours bien toléré. Il s'agit d'un traitement d'entretien, qu'il est conseillé de renouveler de temps en temps (2 à plusieurs fois par an selon le type de peau, plus souvent pour les peaux grasses ou mixtes), il s'agit en fait d'un super coup d'éclat peu coûteux, agréable et rapide à réaliser.

• *La neige carbonique et la cryo-destruction*

Description

Le jet de gaz carbonique peut être recueilli et déposé dans une cupule sous forme de pâte. Celle-ci va givrer progressivement la peau par frottement direct.

Avantages

Rafraîchissement du teint et surtout diminution ou disparition des taches solaires (mélanoses actiniques).

Inconvénients

La cryo-destruction est parfois incomplète et il faut y revenir. L'éviction solaire est nécessaire pendant trois mois.

• *L'azote liquide*

Plus froide que la neige carbonique, à l'aide d'un coton imbibé et essoré, on applique l'azote liquide. Les résultats rejoignent ceux de la neige carbonique.

• *Peeling aux acides de fruits (alpha-hydroxy-acides)*

Description

Les fameux A.H.A, alpha hydroxy-acids ou, plus simplement acides de fruits, très présents en cosmétologie, sont ici très concentrés. L'acide glycolique le plus utilisé des A.H.A car très maniable (petite molécule) a pour effet d'affiner l'épiderme, de lisser les petites rides et de tendre légèrement la peau.

Indications, avantages

Pour tous les visages qui manifestent les premiers signes de vieillissement. La desquamation microscopique entraînée par le traitement va renouveler la couche cutanée superficielle et faire disparaître par la même occasion les tâches cutanées épidermiques (Mélasma).

En outre, le mode d'action très particulier des A.H.A réalise à faible concentration une véritable restructuration de la surface cutanée, permettant de restaurer une excellente hydratation des peaux sèches.

Déroulement de l'intervention

Avant de procéder au peeling, on prescrit parfois mais pas systématiquement des cures préparatrices avec une crème à la vitamine A acide (voir chapitre « Cosmétiques ») ou à l'acide glycolique.

Puis on choisit le produit avec sa concentration et son acidité (P. H) selon la force que l'on veut utiliser. Il existe de nombreux produits américains et des produits français qui commencent à faire leur apparition... Les concentrations varient de 40 % (parfois elles sont utilisées par les esthéticiennes, mais savent-elles gérer les risques ?) à 70 %. Cependant, c'est aussi le P. H, c'est-à-dire l'acidité, qui donne sa force au peeling, un point trop souvent négligé par les thérapeutes novices.

Le médecin, à l'aide d'une compresse, applique la solution sur le visage démaquillé, en insistant sur les zones les plus marquées, les tâches, et les marques éventuelles. Certains passent d'abord un pré-peeling qui acidifie la peau.

Pour des résultats rapides, on va laisser agir le produit pendant un moment. Une rougeur généralisée apparaît alors sur le visage, de même qu'un léger « givrage ».

Ces manifestations (rougeurs et œdème léger) vont durer pendant deux jours, au bout desquels interviendra la desquamation : la peau va peler pendant une semaine. Pour renforcer l'effet du peeling et éviter les risques de pigmentation pendant la cicatrisation, on conseille d'employer des préparations éclaircissantes à base d'hydroquinone ou d'acide glycolique, le plus souvent.

Preuves, réussites

L'effet final compense les contraintes de ce peeling dont les résultats sont excellents : peau raffermie, expression allégée, tonus général.

Inconvénients, risques, effets secondaires

On n'est vraiment pas présentable pendant une bonne semaine.

L'exposition au soleil est interdite pendant trois mois, et il faut adopter une crème de jour écran, car même si on ne s'expose pas, les rayons lumineux sont toujours chargés en rayons nocifs.

Principal problème : les résultats ne sont pas homogènes, certaines zones seront mieux traitées que d'autres.

Ce traitement nécessite un véritable bilan de la peau avec le praticien.

Remarque importante

Il existe une variante plus légère du peeling à l'acide glycolique : des applications en une série de séances (six en moyenne), avec à chaque fois une durée d'application un peu plus longue (de 2 à 20 minutes), qui permet d'obtenir un effet progressif.

Cette méthode, où les dosages et la concentration du produit sont calculés, a l'avantage d'espacer la micro-desquamation. On pèle de façon quasi invisible, pendant plus longtemps et il est possible de vivre sa vie de façon normale. Ce traitement n'est pas photosensibilisant, donc le soleil n'est pas proscrit, mais on doit s'en protéger (la barrière cutanée est entamée) par un écran total.

Chaque séance comporte l'application du produit au coton tige, ou avec un pinceau ou des compresses imbibées d'acide. L'intervention est indolore, en dehors de la petite sensation de picotements. Cette technique est proche de celle du peeling superficiel, mais agit biochimiquement en profondeur. Son intérêt majeur, outre les effets immédiats d'éclaircissement du teint, de remise en tension cutanée avec resserrement des pores dilatés, est la possibilité d'atténuer ou de faire disparaître progressivement et sans danger 50 % des mélasmas résistants aux autres traitements, en particulier pour les peaux mates, noires, asiatiques et pigmentées. C'est l'explication de l'engouement actuel pour l'acide glycolique. Bien sûr, ce peeling n'exclue pas de continuer à traiter ses rides par du collagène par exemple (après le peeling et non avant).

N'oublions pas, enfin, son effet paradoxalement hydratant car il permet à la nouvelle couche cornée d'assurer une bonne perméabilité (utilisation sur les peaux pathologiquement sèches).

• *La vitamine A acide en « peeling progressif »*

Description

On peut transformer la vitamine A en vitamine A-acide appelée encore trétinoine. Cette nouvelle molécule, outre son action prouvée sur l'acné comédonienne, possède une remarquable propriété de réparation du vieillissement photo-induit, c'est-à-dire lié aux turpitudes du soleil et des U.V.

Avantages, indications

Après 4 à 6 mois de traitement avec une crème dosée à 0,1 %, on observe un effet sur la trophicité de la peau (épaississement de l'épiderme), sur les tâches solaires (tâches actiniques, lentigos), sur les rides.

Cette technique est souvent employée pour préparer la peau aux peelings.

Déroulement du traitement

Nous disposons en France de deux concentrations : 0,025 % et 0,05 % de trétinoïne, ce qui semble un peu insuffisant pour obtenir l'irritation qui a permis les résultats spectaculaires des Américains.

L'effet sera donc plus long à obtenir et quelquefois un peu décevant.

L'application doit être faite une demi-heure après la toilette chaque soir. Si elle est mal supportée, on peut diminuer à 2-3 applications par semaine, à condition d'obtenir des effets positifs, ou limiter son temps d'application à 4 heures par jour (pose en fin d'après-midi).

La durée du traitement est de 10 à 24 mois, puis on entretiendra à raison de 2 applications par semaine.

Preuves, réussites

Atténuation des tâches solaires dans 80 % des cas.

L'effet est net sur les peaux prématurément vieillies par le soleil.

Prévention éventuelle de certains cancers cutanés.

Inconvénients

Certains patients supportent mal les rougeurs et les irritations. La vitamine A acide semble favoriser les tendances couperosiques. De plus, elle n'a pas d'action sur les peaux jeunes et celles qui ne sont pas détériorées par le soleil. Sa meilleure prescription reste l'acné.

L'arrivée récente d'un précurseur non irritant de la vitamine A-acide, la rétinaldéhyde, semble très intéressante (voir chapitre « Cosmétiques »).

• *Les peelings à la résorcine*

Description

Le plus ancien des peelings médicaux (1882) : la résorcine s'attaque aux vieilles cellules épidermiques. Il s'agit d'une pâte résorcinée dosée habituellement à 50 %. C'est un produit phénolé très doux.

Indications, avantages

Peaux vieillissantes et tannées, ridules fines disséminées, pores légèrement dilatés, taches. La technique du peeling à la résorcine, employée depuis longtemps, est éprouvée et efficace, mais n'agit que superficiellement. Noter cependant, que ce n'est pas un traitement efficace pour les rides et les cicatrices, ni durable pour les pores.

Déroulement de l'intervention

Avant d'opter pour cette formule, on procède à un test cutané quelques jours avant pour écarter une intolérance éventuelle (le test sera renouvelé lors des peelings ultérieurs).

Le médecin étale la pâte à la résorcine sur le visage en couche épaisse et régulière le corps étant allongé.

Il faut laisser reposer la pâte pendant une vingtaine de minutes, avant de la retirer doucement.

Aussitôt après, le patient éprouve une chaleur et une sensation vertigineuse passagère et le visage rougit. On recommence l'opération le lendemain, pour unifier l'effet pendant 20 à 45 minutes si nécessaire.

La rougeur, qui persiste 48 heures environ vire ensuite au brun. Puis un « masque » parcheminé recouvre le visage et se craquelle lors des mimiques.

Pendant la semaine suivante, il faut laisser la peau peler toute seule. Au bout de ce délai, la peau neuve apparaît, toute rose. Il est alors possible de se maquiller.

Preuves, réussites

Depuis plus de cent ans un bon pourcentage de succès récompense ceux qui ont accepté ce traitement et ont scrupuleusement suivi les recommandations médicales. Ce traitement assez lourd compte tenu de ses résultats sommes toutes modestes, est devenu beaucoup plus performant depuis que nous préparons la peau pendant 15 jours avant le peeling. La préparation consiste en l'application quotidienne de vitamine A-acide, ou d'un « trio dépigmentant » réservé aux peaux à problème, comportant également de l'hydroquinone (un dépigmentant) et un corticoïde.

Inconvénients, effets secondaires, risques

Si on désire des effets positifs, il faut accepter un certain degré d'irritation, de rougeur, de sensations de brûlure ou de démangeaison, ainsi qu'une desquamation plus ou moins importante.

C'est pourquoi ce traitement n'est pas toujours recommandé aux peaux fines et sensibles, aux peaux jeunes non altérées par le soleil.

Comme pour tous les peelings rappelons quelques principes.

Il est impératif d'utiliser des produits de toilette doux, et d'appliquer le matin, outre une bonne crème hydratante et émolliente, une excellente crème protectrice solaire (indice supérieur à 15) dont on renouvellera l'application plusieurs fois par jour, régulièrement, pendant 2 à 3 mois.

Un cas concret

Madame Nicole R., 43 ans :
Chaque année, je fais peau neuve avec mon masque résorciné, comme un serpent. Je me cache pendant une semaine et je mue. Cela élimine mon teint terne du à mon tabagisme et aux insomnies.

• *Peeling à l'acide trichloracétique – ATCA*

Description

L'ATCA est l'acide le plus utilisé dans le monde, aussi bien en esthétique qu'en dermatologie. Dilué en solution aqueuse, son action reste faible et superficielle jusqu'à 30 %. Depuis quelques années, de nombreuses variations dans la technique, tentent de mieux harmoniser et contrôler ses résultats.

Indications, avantages

L'ATCA n'est pas toxique pour l'organisme, et il n'y a pas d'allergie. Le produit est parfaitement connu, tant pour ses avantages : tâches pigmentées du visage et du corps, diminution des ridules et de certaines cicatrices légères, correction du teint ; que pour ses inconvénients. Son utilisation est simple et bien codifiée.

Déroulement de l'intervention

Après préparation éventuelle de la peau pendant 15 à 30 jours avec des crèmes appropriées, plusieurs procédures sont possibles :

Une procédure classique : après avoir dégraissé la peau (alcool, éther ou acétone), on badigeonne soigneusement les zones cutanées à traiter (visage entier ou seulement certaines régions) avec des cotons tiges le plus souvent, ou avec des compresses.

L'action chimique va s'opérer en deux minutes.

Une sensation de cuisson est immédiatement ressentie, qui ne dure que 4 minutes et que l'on peut rendre plus confortable par la présence d'un ventilateur. Dès qu'un givrage blanc est obtenu de façon homogène, on rince la peau à l'eau. Après séchage, la patiente peut appliquer une crème à la fois hydratante et photoprotectrice et peut reprendre ses activités.

Une légère desquamation se produira les jours suivants avec une teinte rosée.

Dès cicatrisation complète, on peut réitérer le peeling pour obtenir encore plus d'effet.

Sur des peaux pigmentées : mates, orientales ou noires ayant bénéficié pendant 15-30 jours d'un pré-peeling, le peeling sera suivi de préparations appliquées en crèmes pendant plusieurs mois, afin d'éviter une repigmentation anarchique et mal maîtrisée.

Seconde procédure

L'ATCA à 15-25 % est mis dans une solution à base de glycérine qui en atténue les effets. Il a donc une efficacité limitée sur les rides et les cicatrices mais parait d'efficacité très sûre, sur les tâches des mains, sur l'acné, et sur les peaux pigmentées à condition d'être répété de nombreuses fois (la répétitivité est compensée par le confort des suites opératoires).

Preuves, réussites

Comme pour les autres peelings doux, toutes ces applications sont efficaces si on a bien expliqué ce que l'on peut en attendre, car ils restent des peelings superficiels, n'atteignant au maximum que la jonction entre épiderme et derme.

Ces techniques ont beaucoup d'avenir, en ce qui concerne le traitement et la prévention du vieillissement cutané (à cause de la tendance actuelle à privilégier ce qui est « soft » et non contraignant).

Inconvénients, effets secondaires

Ce sont les mêmes que pour les autres peelings doux, avec une attention particulière pour les peaux pigmentées qui doivent être parfaitement gérées par un médecin esthétique expérimenté. De même on se méfie des « fausses blondes » aux yeux clairs, qui se comportent comme des brunes et doivent être traitées en conséquence.

La protection vis à vis de la lumière du jour par des crèmes écran est impérative pendant trois mois. (Attention à la lumière traversant les carreaux de la fenêtre ou les vitres de la voiture !)

LES PEELINGS MOYENS

Indications

Ces peelings traitent les altération importantes de la peau : rides, pigmentation, cicatrices, lésions solaires. Ils intéressent le derme. Aussi doit-on les éviter chez les patients qui s'exposent couramment au soleil, les peaux de type IV à VI très pigmentées naturellement, et les sujets qui font des poussées d'herpès.

Inconvénients, risques

La gestion de ces peelings est beaucoup plus délicate, nécessitant souvent des traitement avant et après peeling assez longs.

La rougeur prolongée, parfois 6 mois et plus, est fréquente mais peut être maquillée.

Les problèmes de cicatrisation sont très rares ainsi que les infections.

Par contre, l'apparition de grains de milium (petites élevures blanches) et de zones d'hyper-pigmentation peut se voir, mais on peut y remédier.

Preuves, réussites

En dépit de ces contraintes, les résultats sont si spectaculaires, que beaucoup de patients et patientes les acceptent de bon cœur, suivant l'exemple des Américains de la Californie et de la Floride qui rajeunissent ainsi à tour de bras.

Les pays latins, à leur tour, deviennent très demandeurs, aussi bien les Grecs que les Espagnols, les Brésiliens et les Français.

Par exemple, l'effet de remise en tension, des paupières en voie de flétrissement est remarquable, permettant de retarder... ou de compléter la chirurgie (blépharoplastie). En effet, cette dernière ne fait que retirer l'excès de peau, mais ne traite jamais le vieillissement et les altérations de la peau.

Description

Selon l'expérience et le choix du médecin esthétique, vous pourrez bénéficier de l'une des procédures suivantes :

Première procédure classique à l'ATCA de 33 à 45 %. C'est la variante la plus concentrée du peeling doux vu plus haut : La desquamation est plus forte et le retrait social est de 8 jours environ.

Seconde procédure avec une solution de Jessner suivie d'application d'ATCA à 35 %.

Troisième procédure pour les cicatrices avec application de neige carbonique en bâtonnets suivie d'ATCA à 35 %.

Quatrième procédure avec des acides alpha hydroxylés puissants (acide pyruvique) ou précédant l'application d'ATCA (acide glycolique).

Cinquième procédure du « soft peel », mauvais nom donné au « new-peel » allégé du dermatologue américain Obagi, encore à ce jour très critiqué : elle utilise de l'ATCA diluée à 35-40 %, contenant un « stabilisateur » chimique vendu à prix d'or aux médecins pratiquant cette technique. On prétend mieux contrôler à tout moment la profondeur d'action. Les crèmes avant et après contiennent elles aussi le « mikuda factor ». Résultat, un coût extrêmement élevé pour des résultats comparables aux techniques classiques. Au bout de plusieurs années, il apparaît que c'est l'adoption des protocoles simplifiés d'Obagi pour le pré et post-peeling, qui permet d'envisager le traitement de toutes les peaux, y compris pigmentées.

LES PEELINGS PROFONDS

Ils s'attaquent aux séquelles du vieillissement sévère en agissant jusque dans le derme profond. Mais ils doivent permettre une parfaite cicatrisation.

Descriptions

• *L'ATCA à plus de 50 %* n'est vraiment maîtrisée qu'aux U.S.A., car les risques cicatriciels sont loin d'être négligeable.

• *Le peeling d'Obagi* (ou improprement nommé new-peel) comprend :

– un traitement préalable de 9 crèmes pendant 15 jours à 2 mois (avec irritation cutanée obligatoire).

– le peeling avec de l'ATCA de 30 à 50 % mélangé au « mikuda factor » (proportion de 1 pour 5), en clinique, sous neurolept-analgésie.

– une phase post-peeling de 3 semaines à 3 mois.

Obagi a suscité beaucoup de réactions : soit on ne jure que par son traitement (surtout si le médecin l'a lui-même acheté très cher) ; soit on le rejette pour « escroquerie » (thérapeutique secrète fortement rémunérée) ; soit on utilise, en les simplifiant, ses recettes et crèmes, avec un certain succès...

• *Peeling au phénol*

Description

C'est le plus délicat des peelings. Le phénol est un produit potentiellement toxique et son application douloureuse. Pour ces raisons il est pratiqué sous étroite surveillance et peut nécessiter une hospitalisation.

Indications, avantages

On l'emploie rarement pour la totalité du visage.

On l'applique surtout sur les rides profondes, notamment celles du pourtour de la bouche et des paupières, sur lesquelles il opère un véritable « lifting. » C'est le rajeunisseur par excellence, facilement utilisable sur des zones localisées

Déroulement de l'intervention

Asepsie rigoureuse et anesthésie locale sont indispensables, de même qu'un bilan de santé détaillé du patient en raison des réactions possibles (intolérance, effets secondaires).

Le traitement total du visage nécessite une anesthésie générale avec contrôle de la fonction cardiaque.

Après l'application de la solution au phénol sur la zone à traiter, une rougeur intense apparaît, ainsi qu'un œdème important et des sensations douloureuses. « Ça brûle et ça tire », mais c'est parfaitement calmé avec des antalgiques.

La desquamation intervient au bout de deux à trois jours : elle est généralement très importante et dure en moyenne une dizaine de jours.

Preuves, réussites

On rajeunit, et l'effet lifting est évident : les traits remontent et les rides s'effacent et on retrouve le teint de la jeunesse.

Inconvénients, effets secondaires, risques

Ce traitement, très contraignant demande une réelle motivation du patient et un suivi médical rigoureux.

Les effets secondaires, notamment des risques de modification du rythme cardiaque et de dépigmentation de la zone traitée, (surtout sur les peaux mates) exigent une grande prudence dans sa prescription. Haute protection solaire en permanence.

• *Les clones du phénol*

Devant l'efficacité du phénol, certains petits malins n'hésitent pas à présenter des variations sur le même thème, qu'ils prétendent plus efficaces, plus maniables et plus sûrs. Malheureusement, aucune publication scientifique sérieuse ne vient étayer leurs déclarations tonitruantes, teintées là encore de mystères : « Peeling atténué par une substance végétale ». Laquelle ? Espérons que cela ne sera pas cancérigène comme l'huile de croton à doses trop concentrées. Une association médicale propose même un stage de 40 000 F pour une méthode nouvelle, avec diplôme numéroté et nominatif, pour un prix de revient par personne traitée de 100 dollars et un prix imposé de 17 000 F. Sans commentaires ! Ne vous laissez pas abuser par la publicité médicale déguisée.

Doit-on éviter le soleil ? La vitamine A acide est-elle photosensibilisante ?

Puisqu'on lutte contre le vieillissement photo-induit, il parait logique de s'abstenir de s'exposer aux U.V.A et de se protéger des rayons solaires. La peau étant irritée, est également susceptible de brûler plus rapidement au soleil. Mais ce n'est pas une photosensibilisation à proprement parler.

Peut-on continuer des soins cosmétiques ?

Oui, s'il ne s'agit pas de produits abrasifs.

LA DERMABRASION

Elle consiste à « poncer » la peau avec une meule rotative métallique (ou bien du papier de verre tout simplement), ou encore à l'aide de la projection d'un sable constitué de microcristaux d'alumine.

• *La dermabrasion classique à la meule*

Description

Suivant la profondeur d'action désirée, le « ponçage » peut aller du simple piqueté rouge jusqu'au saignement en nappe.

Indications, avantages

La dermabrasion gomme diverses lésions disgracieuses de la peau, quand elles ne dépassent pas en profondeur le derme superficiel.

Ses indications sont diverses : cicatrices, tâches brunes, rides du contour de la bouche, tatouages. On la conseille plus volontiers aux peaux épaisses et pas trop mates.

Elle est d'une utilisation simple et facile dans des mains expérimentées, et on possède un grand recul pour cette technique.

Déroulement de l'intervention

Avant cette intervention, il est nécessaire de procéder à un test cutané pour déceler les risques d'hyper ou d'hypopigmentation.

On prescrit souvent une cure de vitamine A acide, trois semaines avant le ponçage, notamment pour éviter le risque d'une éruption de milium (petits kystes)

La dermabrasion se fait au cabinet médical sous anesthésie locale lorsqu'elle concerne de petites surfaces. En cas de grandes régions à traiter, on peut la faire sous anesthésie générale.

Après une asepsie rigoureuse, le praticien va mettre en marche le dermabraseur.

La meule abrasive tourne sur elle-même grâce à un mini moteur (40 000 tours/minute). Il va lui imprimer un mouvement de va-et-vient en « balayant » la peau du patient, qui est tendue par l'aide opératoire.

Dès que le patient commence à saigner légèrement, il pose le pansement de tulle gras qui va absorber les sérosités et qu'il va garder 2 jours. Ensuite, c'est un autre pansement « seconde peau » qui sera substitué pendant 5 jours. Ce pansement épouse parfaitement les reliefs cutanés, favorise la cicatrisation et offre un bon confort.

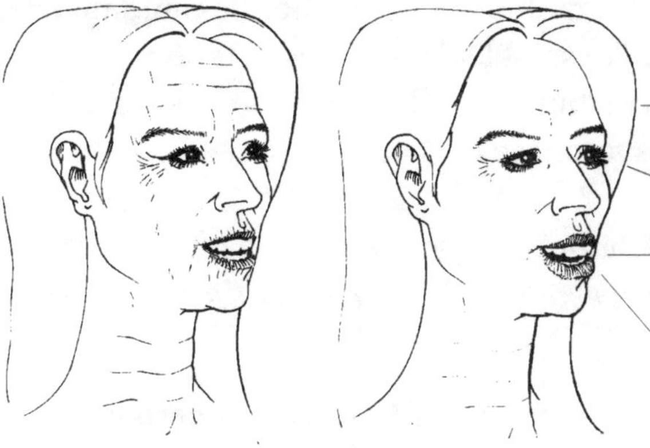

Effets du peeling et de la dermabrasion

Preuves, réussites

Une opération rapide et efficace, encore faut-il qu'elle soit exécutée dans des règles strictes d'hygiène et de maîtrise du procédé.

Inconvénients, risques, effets secondaires

Soleil interdit pendant trois mois, crèmes écran.

On peut garder une rougeur diffuse pendant plusieurs mois après l'intervention. Il est cependant possible de la camoufler, le temps qu'elle s'estompe avec des crèmes correctrices ou des fonds de teint.

Il faut s'astreindre au port des pansement pendant une bonne semaine après l'intervention.

Il existe une déception possible encore : celui d'estomper les cicatrices qu'on voulait voir disparaître complètement, d'où l'importance de bien discuter du choix de cette technique avec le médecin.

Remarque

Deux variantes sont venues s'ajouter à cette technique classique : la dermabrasion par laser et celle par projection de microcristaux d'alumine. Le système de la projection de microcristaux se pratique en cures espacées. La répétition des micro-abrasions superficielles aura un effet régénérant, sur l'ensemble des cellules cutanées.

La laser dermabrasion, elle, est surtout intéressante pour effacer les tatouages.

• *La micro-dermabrasion par cristaux d'alumine : la méthode du spécialiste, le docteur Catherine Auffret*

Description

Elle utilise un appareil relié à un stylo permettant la projection de microcristaux d'alumine sur la peau.

Avantages

Il se produit de façon quasi indolore une abrasion très progressive des couches superficielles de la peau, pouvant aller jusqu'au léger saignement, et permettant une reconstitution rapide et uniforme de l'épiderme. On peut donc aller du simple « coup d'éclat » et gommage transitoire, jusqu'à une véritable dermabrasion. La technique est aisée à maîtriser, c'est pourquoi certains l'appellent « la dermabrasion du maladroit » et d'autres déplorent son utilisation par beaucoup d'esthéticiennes qui n'ont pas les moyens d'assurer les risques.

Inconvénients, risques

Il est vrai que l'on agresse la peau en altérant la barrière épidermique et qu'il vaut mieux être bien familiarisé avec ses réactions potentielles : taches que l'on voulait effacer et qui deviennent plus foncées encore, taches d'allure banale et qui sont en fait des cancers cutanés débutants, rougeurs persistantes, voire cicatrices atrophiques ou hypertrophiques (en relief).

La protection solaire doit être appropriée à la profondeur de l'abrasion, à la répétition des séances, et au type de peau.

Déroulement du traitement

Sur un visage bien nettoyé, par des soins appropriés :

Sans anesthésie, après désinfection, le passage du stylo collé à la peau pour permettre un bon « sablage » peut durer de 10 à 60 minutes suivant l'étendue et la profondeur des lésions.

Si l'abrasion est superficielle, les soins hydratants sont légers et la reprise de l'activité immédiate. On peut reprendre les séances tous les 10 à 20 jours. Si l'abrasion est plus profonde on suit le même traitement que pour la dermabrasion. On ne sait jamais à l'avance combien de séances seront nécessaires.

Preuves, réussites

Les mêmes que la dermabrasion, sauf qu'il est souvent difficile d'aller aussi profondément que la meule. Les succès sont surtout dus à la facilité d'obtenir un coup d'éclat du visage, du cou et du décolleté et de traiter certaines cicatrices post-chirurgicales... Quant aux vergetures, il semble que l'action soit réelle dans certains cas, obtenant un certain degré d'effacement, malheureusement transitoire. Un traitement régulier (comme pour le collagène des rides) peut être envisagé afin de maintenir les résultats.

LES TRAITEMENTS PAR RÉTRACTION CUTANÉE : (BIO-LIFT OU LIFTING BIOLOGIQUE SPONTANÉ)

On s'est aperçu peu à peu que dans certaines conditions, non liées forcément à l'âge, mais plutôt à des capacités insoupçonnées d'élasticité cutanée, on pouvait obtenir une importante et durable rétraction, aboutissant à une quasi-disparition de la peau en excès, à condition toutefois que cet excès ne soit pas... excessif...

1. – C'est le cas dans une certaine mesure avec les peelings forts : remise en tension de la peau du visage et des paupières.

2. – C'est surtout le résultat des lipo-aspirations :

– de la peau du ventre qui pend et qui devrait en toute logique être retirée partiellement par la chirurgie, se retend dans un certain nombre de cas miraculeusement, comme après un accouchement, après simple lipo-aspiration de la graisse abdominale sous cutanée ;

– la peau du cou et du bas du visage qui se retend progressivement en 4 à 6 mois après lipo-aspiration également, réalisant un véritable lifting spontané sans cicatrice (d'où le nom de « Biolift »).

On peut donc dire qu'il s'agit là aussi de traitements efficaces du vieillissement cutané.

II
LES AUTRES TRAITEMENTS ESTHÉTIQUES DE LA PEAU

LES LASERS EN ESTHÉTIQUE

L'un des progrès les plus excitant et innovateur a été en médecine le développement de la technologie du laser (qui signifie « amplification de la lumière par émission stimulée de radiation »).

En esthétique, les essais d'abrasion au laser en faisant

« cloquer » la peau, ont tourné court du fait des risques de cicatrices atrophiques.

1. – Actuellement, les lasers sont essentiellement utilisés pour le traitement des tâches rouges : angiomes plans, érythrose et rougeurs diffuses :

– Laser ARGON, douloureux, suivi de croûtes 8 à 10 jours et avec des risques cicatriciels chez l'enfant.

– Laser CANDELA à colorant pulsé et très efficace sur les angiomes plans.

– Laser à colorant à émission continue : efficace sur les gros vaisseaux, sur les rougeurs et la couperose.

– Laser à vapeur de cuivre très efficace.

2. – De nouveaux lasers permettent actuellement de traiter les lésions pigmentées (taches mélaniques ou tatouages) :

– Le Q. SWITCHED RUBY LASER fonctionne sur les tatouages en bleu et noir.

– Le Q SWITCHED YAG LASER marche également sur le rouge et le vert et sur toutes les tâches pigmentées.

Le laser à colorant en émission continue à longueur d'onde de 514 nm, permet également de traiter les tâches pigmentées.

Déroulement de l'intervention

L'appareil est couplé à une pièce à main automatique que le praticien va approcher de la zone à traiter, il va la balayer avec le rayon lumineux. Cela ne dure que quelques minutes, sans douleur ni incision ou traumatisme : presque magique ! Pas tout à fait puisque la plaie va se former dans les heures qui suivent. Puis de petites croûtes vont se former. Elles mettront une semaine environ à cicatriser. Il faut envisager des séances de correction.

L'anesthésie locale est souvent nécessaire car le contact du laser peut provoquer des douleurs.

Preuves, réussites

Les résultats sont bons, si l'on respecte certaines règles : pas de soleil pendant la cicatrisation, hygiène et contrôles.

Inconvénients

On reste marqué quelques jours après l'intervention. Les résultats ne sont pas toujours constants. Les prix sont élevés et souvent non remboursés, même s'il s'agit de pathologies cutanées.

LA DERMOGRAPHIE OU TATOUAGE MÉDICAL PERMANENT

Description

Présent d'abord en tant que pratique ancestrale dans la plupart des civilisations : Afrique, Europe, Océanie, Japon, le tatouage esthétique est entré en médecine.

Les praticiens se sont mis à l'utiliser pour effacer certaines cicatrices d'accidents ou d'opérations chirurgicales. La dermographie médicale esthétique englobe le redessinement des lèvres, des sourcils. Elle peut camoufler des alopécies en cours de traitement, repigmenter des taches blanches, et aussi effacer d'anciens tatouages dont on ne veut plus...

Indications, avantages

Un trait pour redonner un contour aux lèvres, donner l'illusion optique d'une chevelure plus dense, reconstruire l'aréole du sein après une intervention de chirurgie...

Contrairement aux tatoueurs professionnels tolérés depuis des siècles, les médecins pratiquant la dermographie utilisent pour la coloration des pigments végétaux contrôlés sans risques allergique, infectieux ou toxique. Ces pigments, de plus, ne sont pas définitifs : durée entre 1 et 3 ans. Mais de plus en plus, certains praticiens utilisent des pigments organiques définitifs qui ont fait la preuve de leur innocuité et de leur efficacité dans le traitement des cicatrices et le camouflage des reconstructions chirurgicales. Rappelons que seuls les médecins ont le droit de procéder à une effraction de la peau.

L'ÉPILATION ÉLECTRIQUE

Description

Il s'agit d'une épilation définitive par électrocoagulation du bulbe pileux : électriquement, on brûle les poils à éliminer.

Indications, avantages

Épilation des jambes, des cuisses, des aisselles, des poils superflus sur le visage, du bikini.

On dispose aujourd'hui d'aiguilles gainées qui protègent la peau pendant toute l'intervention : celle-ci n'est pas brûlée. Donc, moins de risques de cicatrices.

L'élimination est définitive à condition de faire le traitement complet : 3 séances en 4 mois. En effet, si l'électrocoagulation détruit complètement le bulbe pileux traité, elle n'empêche pas la repousse des poils dans la zone voisine... Il faut par conséquent détruire tous les poils au fur et à mesure qu'ils poussent.

Déroulement de l'intervention

Trois mois avant d'entreprendre le traitement, il faut arrêter de s'épiler : pour que l'intervention soit efficace il faut que les poils aient au moins 2 mm de longueur

L'épilation se fait en cabinet spécialisé sous anesthésie locale des zones sensibles.

La moyenne horaire est de 400 poils...

Lèvre supérieure : un petit œdème et une poussée d'acné peuvent apparaître après la séance et durer 2 à 4 jours.

Menton : petits boutons post-opératoires.

Barbe : le patient doit prévoir de ne pas se raser pendant quelques jours au moment des séances.

Aisselles : éviter les frottements et les déodorants 15 jours après l'intervention.

Bikini : une des régions les plus fines et fragiles. Éviter tout frottement (slip, pantalon, collant bannis pendant 15 jours, à remplacer par des caleçons, vêtements amples, etc.).

Jambes, cuisses : là aussi éviter tout frottement (chaussettes, collants) pendant 10 jours.

L'anesthésie locale peut provoquer sur toutes ces régions des ecchymoses chez les sujets à fragilité capillaire.

Preuves, réussites

A moins de pathologies spécifiques (hirsutisme) nécessitant des explorations et des traitements adéquats, l'épilation électrique est une bonne solution pour ceux qui veulent en terminer avec les corvées du rasage, de la cire, etc.

Les résultats, surtout au niveau des jambes, la zone la plus aisée à épiler, sont bons : 70 % de réussite après chaque séance, le résultat définitif apparaissant après 3 interventions en 4 mois.

Inconvénients, effets secondaires, risques

La zone épilée reste inflammatoire, rouge et gonflée, pendant 2-3 jours.

Il faut toujours demander l'avis du praticien avant de se maquiller ou d'appliquer une crème, un after-shave.

Le soleil est déconseillé pendant 1 mois après chaque intervention.

Il faut vraiment s'habituer à éviter les frottements de vêtements trop étroits ou près de la peau.

ÉLECTRO-COAGULATION

Description

Grâce à l'émission extrêmement faible des courants électriques, cette technique, très « light » a fait ses preuves grâce à son efficacité et son caractère pratiquement indolore.

Indications, avantages

On l'utilise pour la couperose, les rougeurs du visage, les petits kystes et tumeurs bénignes de la peau ; pour les personnes sujettes à cette inesthétique distension des petits vaisseaux superficiels de la peau. En général, pour celles qui ont des peaux claires, fragiles et irritables, ce traitement, quand il est régulièrement suivi, constitue une véritable prévention du visage rouge.

Déroulement de l'intervention

En cabinet médical, une séance dure une dizaine de minutes.

Le médecin pose une fine aiguille au contact de chaque vaisseau, et envoie une faible et brève décharge électrique. La partie ainsi traitée blanchit. Il renouvelle l'opération à chaque point où il faut intervenir.

A la fin, une brumisation apaisante est pratiquée.

Le nombre de séances s'évalue en fonction de l'étendue de la couperose. Lorsque cette dernière est éliminée, on recommande un traitement d'entretien (1 à 2 fois par an selon les peaux).

Une séance suffit, sous anesthésie locale et avec un type de courant différent, pour faire disparaître les excroissances bénignes.

Preuves, réussites

Cette technique reste la meilleure, sur des capillaires bien individualisés. Elle est supplantée par les lasers en cas de rougeur très diffuse.

Inconvénients, risques

De petites rougeurs et croûtelles peuvent se voir pendant 48 heures. Avec un appareil bien réglé, il n'y a aucun risque. Il faut prévenir en cas de Pacemaker pour les cardiaques (Interférences des ondes radios).

Et enfin, il ne faut jamais brûler des lésions douteuses ou précancéreuses : leur analyse en laboratoire pour vérification deviendrait impossible.

III
LES TRAITEMENTS ESTHÉTIQUES DES TROUBLES VEINEUX

LA MÉTHODE DU SPÉCIALISTE DOCTEUR FRANCINE VELLY MORES

LA MÉDECINE ESTHÉTIQUE ET LES TROUBLES VEINEUX

Les rapports entre phlébologie et esthétique sont étroits et ceci pour deux raisons :

– La cellulite, préoccupation majeure des femmes, est

considérée par beaucoup d'entre elles comme un trouble circulatoire, à tort le plus souvent.

– L'esthétique est un motif de consultation de plus en plus fréquent dans le domaine de l'insuffisance veineuse ce qui amène à la notion de phlébologie esthétique.

En phlébologie esthétique, les motifs de consultation sont traditionnellement ce que l'on nomme les troubles fonctionnels de la femme jeune à activité sédentaire : jambes lourdes et douloureuses, œdème des malléoles. L'existence de varices apparentes gêne aussi les messieurs, même s'ils n'en souffrent pas.

Deux motifs sont plus récents : « Je ne veux pas avoir les jambes de ma mère », exige une bonne prévention, « je suis couverte de varicosités inesthétiques » exige un traitement.

LES VARICOSITÉS OU « TÉLANGIECTASIES »

Description

Ce sont de très petits vaisseaux ou capillaires bleus ou rouges, indépendants ou regroupés en bouquets sur tous les segments des membres inférieurs, et dus à une fragilité capillaire, en partie liée à des déséquilibres hormonaux de la femme. Il existe deux cas de figure qui vont conditionner le type de traitement :

– Il existe une insuffisance veineuse (examen clinique et écho-doppler veineux) qui entretient les varicosités et qui doit être traitée en priorité (voir le chapitre varices).

– Les varicosités sont isolées et ne représentent qu'un désagrément esthétique (non pris en charge par la sécurité sociale).

Déroulement du traitement des varicosités isolées

La microsclérose est le traitement de choix. Avec des

aiguilles très fines, on injecte de façon quasi indolore des sclérosants doux en commençant par les vaisseaux les plus gros (veinules bleues) et en terminant par les plus fins (rouges). L'effet est jugé au bout d'une semaine et on recommence si nécessaire.

LES VARICES ET LEUR CURE

Il ne faut pas confondre les varices avec les varicosités.

Le traitement des varices, problème plus grave est tout à fait efficace, car la technique de la phlébectomie qui date du début du siècle a très bien évolué, gagnant en perfectionnement et en esthétique. D'autres méthodes sont venues s'y ajouter : aujourd'hui on peut se débarrasser sans crainte de cette maladie veineuse qui touche aussi bien les hommes que les femmes.

Même si la motivation esthétique est parfois secondaire, voire absente, les malades sont désireux d'une chirurgie la moins pénalisante possible sur le plan de l'esthétique. Ceci comporte deux aspects :

– Les cicatrices doivent se voir le moins possible.

– Il doit rester le moins de varices possibles à la fin de l'intervention.

Indications, avantages

Les varices, qui sont des excroissances sous-cutanées d'une partie ou de la totalité d'une veine, peuvent apparaître partout.

On les soigne le plus souvent sur les jambes, les bras, les mains, mais aussi sur le front, les paupières, le cou, le pubis et la verge.

Il faut enlever les varices : leur formation crée des troubles de la circulation sanguine et du rythme cardiaque. Qu'elles soient d'origine traumatique (chocs, coups) ou causées par le mode de vie (longues stations debout), ou encore héréditaires les varices ne sont pas seulement disgracieuses, elles gênent le bon fonctionnement de l'organisme.

Déroulement du traitement

Bilan vasculaire et cardiaque. Consultation chez le phlébologue (échographie, doppler).

Attention : on confond souvent les symptômes de jambes lourdes avec des troubles circulatoires, alors qu'ils peuvent avoir d'autres causes (sciatique, troubles musculaires ou osseux). Les patients peuvent penser à tort avoir des « dispositions » aux varices : seul le spécialiste peut établir un diagnostic précis.

Une fois décidée, l'intervention se déroule sous anesthésie locale approfondie ou générale.

Selon l'importance et la situation de la varice, le chirurgien va déterminer le choix de sa méthode. (sclérose par le froid ou cryoveinage, éveinage, phlébectomie ambulatoire, chiva...).

Après avoir pratiqué les incisions nécessaires, on retire les veines malades, on ligature, puis on pose les sutures.

Durée de l'intervention : en fonction des zones à traiter, de 20 minutes à 3 heures.

Preuves, réussites

Une varice bien enlevée ne réapparaît pas. Cependant, à cause de la grande quantité de veines notamment sur les jambes, d'autres varices peuvent se créer, qu'il faudra traiter.

Il est possible d'opérer avec succès à n'importe quel âge (adolescents, adultes, personnes âgées).

On conseille à ceux qui y sont sujets de manière héréditaire de respecter certains conseils :

– Éviter les longues stations debout.
– Ne pas s'exposer à la chaleur (soleil, chauffage).
– Éviter les vêtements serrés.
– Éviter les sports à démarrage rapide (football, tennis).
– Éviter les protéines animales dans l'alimentation.
– Surveiller certains médicaments (la pilule contraceptive, par exemple, a un effet négatif sur les parois veineuses).
– Les médicaments phlébotoniques diminuent douleurs et lourdeurs.

Inconvénients, risques, effets secondaires

Hospitalisation : entre 1 et 8 jours selon l'importance de l'intervention.

Reprise de l'activité normale au bout de 1 à 2 mois.

Ecchymoses et œdèmes post-opératoires (1 à 2 semaines).

Retrait des sutures : 15 jours.

Douleurs dues au frottement du pansement sur les articulations créant une possibilités d'inflammation.

Risque d'apparition de varicosités sur les régions traitées : il faudra les scléroser ainsi que quelques varices résiduelles.

Pas de soleil pendant toute la cicatrisation (2-3 mois), mésothérapie, homéopathie, acupuncture peuvent parfois soulager.

Pour s'y retrouver dans les différentes interventions proposées :

– Éveinage complété par la phlébectomie ambulatoire de Muller après échomarquage permettant une chirurgie à la carte, sous anesthésie locale potentialisée, diminuant le risque de récidive.
– Cryo-éveinage et gévaudanaise ne nécessitent qu'une

seule incision dans le pli inguinal (mais ne traitent que la veine saphène interne).

– La cure chiva se propose de conserver les veines et ne traite que l'insuffisance veineuse. Elle est très critiquée et commence seulement de faire l'objet d'une évaluation, en particulier de son taux de récidive à 5 ans.

– Le traditionnel stripping, douloureux et délabrant, semble passé de mode.

La longueur du traitement qui peut durer plusieurs mois, l'apparition de tatouages brunâtres dus à un surdosage, la récidive fréquente (mais pas inéluctable) justifie que le traitement soit entretenu par des séances annuelles en dehors des périodes ensoleillées.

Mais le traitement préventif réellement efficace reste à découvrir.

• La micro-électro-coagulation, utilisant un bistouri électrique haute fréquence par l'intermédiaire de micro-incisions, est expérimentée et semble prometteuse.

• Les lasers n'ont pas encore vraiment démontré leur supériorité dans cette indication.

IV
LES TRAITEMENTS DE LA CELLULITE

LA MÉTHODE DES SPÉCIALISTES : DOCTEURS GÉRARD CLAVERIE ET ALAIN DELEPIERRE

Qu'est-ce que la cellulite ?

La cellulite n'est pas vraiment une maladie. Il s'agit d'un phénomène déplaisant, parfois gênant, ressenti comme inesthétique. Elle peut donner des complexes aux personnes qui en sont affectées, au point qu'elles peuvent finir par en « faire une maladie ».

Certaines régions sous-cutanées se surchargent en graisse surtout chez la femme, l'empêchant d'avoir la peau souple, fine et non capitonnée... en particulier au niveau du ventre, des hanches, de la culotte de cheval, des fesses, des mollets, et des bras... Chez l'homme c'est surtout la ceinture abdominale qui est concernée.

On nomme cette tendance hypertrophique du tissu adipeux la « lipodystrophie ».

Il convient de faire la différence avec la panniculite qui est une inflammation du tissu graisseux. Celle-ci peut être soit localisée aux zones lipodystrophiques, soit diffuse, réalisant la « cellulite » qui évolue en quatre phases :

– la peau d'orange provoquée par le pincement ;

– la peau d'orange visible spontanément ;

– la perception de nodules à la palpation (amas plus ou moins durs) ;

– l'apparition de nodules visibles au repos.

Or ces précisions sont importantes car schématiquement :

– les lipodystrophies relèvent de la lipo-aspiration ;

– les panniculites relèvent de traitements physiques (drainages, électrolipolyse...) ou médicamenteux (mésothérapie, vasotonique, anti-œdémateux, anti-inflammatoires...).

Pourquoi existe-t-il une apparente inégalité vis à vis des troubles touchant le tissu adipeux ?

Cela tient à la structure du tissu graisseux et à son développement particulier. Sa croissance se fait par multiplication des cellules (adipocytes) extrêmement rapide durant les deux premières années de la vie, puis lente et régulière jusqu'à la puberté. C'est dire l'importance de la courbe de poids du début de l'enfance afin d'éviter des obésités hyperplasiques rebelles à l'âge adulte (hyperplasie : multiplication des cellules). Plus tard, les adipocytes ont plutôt tendance à gonfler, à s'hypertrophier jusqu'à un certain stade à partir duquel l'adipocyte peut à nouveau se multiplier. C'est une nouvelle donnée un peu inquiétante.

Il est évident qu'une grande part du métabolisme graisseux est génétiquement programmé. Dans certains cas cette programmation est quasi inéluctable et on doit se contenter d'en limiter le développement.

Dans d'autres cas, il semble exister un « starter » endocrinien ou métabolique.

En effet il est à remarquer que les « dysmorphies » graisseuses se révèlent souvent aux différents stades de la vie génitale féminine (puberté, grossesse, pré-ménopause, ménopause) ou consécutivement à des dérèglements métaboliques. Ces derniers peuvent être des « accidents » de régime (diètes aberrantes ou anarchie alimentaire), des troubles métaboliques des lipides ou des glucides (pré-diabète) et même des phénomènes de stress (dépression, changement de vie, accident, intervention chirurgicale...). Les localisations particulières de la graisse sont liées à la présence de « récepteurs » qui l'attirent et la retiennent.

Que se passe-t-il au sein du tissus adipeux ?

Deux phénomènes opposés régulent la vie de l'adipocyte :

La LIPOGENÈSE : phase pendant laquelle il y a la synthèse et le stockage d'huile sous la forme de triglycérides qui gonflent la cellule. Cela se fait sous le contrôle de l'insuline et des hormones de la surrénale.

La LIPOLYSE : phase également contrôlée par des hormones et le système nerveux, qui permet la libération de l'huile dans la circulation sous forme d'acides gras libres.

Dans la cellulite, les dispositifs vasculaires habituels sont altérés par des processus de sclérose responsables de difficultés d'irrigation et de perméabilité. Ces troubles circulatoires se traduisent par une diminution de la température cutanée.

La pression du tissu sous cutané augmente. De nombreux remaniements de ce tissu conjonctif aboutissent à une perturbation des échanges métaboliques et une altération des adipocytes.

C'est un chercheur, le professeur J.-F. Merlen, qui concluait que la cellulite n'est pas une banale adipositě segmentaire ou zonale mais une véritable « histangiopathie ».

LES TRAITEMENTS MÉDICAUX ACTUELS DE LA CELLULITE

• *La mésothérapie : la méthode du spécialiste, docteur J.-J. Pietriga*

L'injection sous le derme de petites gouttelettes de certains médicaments différents permet d'activer la circulation locale et de dégonfler les cellules graisseuses.

Avantages

Les résultats sont presque constants en ce qui concerne l'aspect de la peau et les troubles circulatoires.

Déroulement

La séance dure de 15 à 20 minutes. Elle est répétée chaque semaine jusqu'à 8-10 séances. Puis 3 à 5 séances d'entretien chaque année sont nécessaires. Certains font des « bleus » surtout lors des premières séances, mais qui s'estompent en quelques jours.

Inconvénients

Les résultats ne sont ni constants, ni définitifs. C'est un traitement symptomatique qui ne s'attaque pas à la cause de la cellulite.

• *L'électrothérapie (électro-lipolyse, électro-lipophorèse, adipo-cytolyse...) : la méthode du spécialiste, docteur Jean-Jacques Imerglick*

Description

La cellulite est traitée par l'action d'un courant électrique de faible intensité délivré par un appareil spécialement conçu.

Avantages

La circulation locale est améliorée, la combustion des graisses (lipolyse) est stimulée, certaines hormones lipolytiques sont produites en plus grande quantité.

Cette méthode est indiquée pour les cellulites diffuses et localisées. Elle peut être couplée avantageusement avec la mésothérapie et d'autres techniques adjuvantes.

Déroulement

Pendant au moins 6 séances espacées d'une semaine, on introduit de très fines aiguilles dans le tissu graisseux, tangentiellement à la surface cutanée. C'est curieusement quasi indolore. Puis, pendant 45 minutes environ, une série programmée de courants de différents types est ainsi transmise sans douleur au tissu adipeux.

Résultats établis par le docteur Pierre Cohen

Sur 40 patientes de 20 à 40 ans traitées pour une cellulite des zones trochantériennes (culottes de cheval) sans régime ni aucune autre thérapeutique, 10 séances ont montré par des clichés de xéro-radiographie : 21 de bons et très bons résultats avec perte de la moitié ou plus de la couche adipeuse; 8 résultats moyens avec perte du tiers de la moitié; 11 résultats mauvais ou médiocres avec perte de moins d'un tiers de la couche adipeuse.

A distance, on a pu constater, quelques mois après arrêt du traitement chez certaines patientes, une amélioration supplémentaire.

Inconvénients, risques

On ne maigrit pas avec les courants, mais on affine la silhouette et on améliore l'aspect de la peau. Certains types d'appareils ont provoqué de petites taches pigmentées à l'orifice d'introduction des aiguilles. Sinon, ce traitement est très bon sur le plan sécurité (si on utilise des aiguilles stériles personnalisées). Mais les échecs sont relativement nombreux, pour un traitement long, fastidieux, relativement coûteux et somme toute transitoire. En effet, la cellulite revient de toute façon et pour éviter ce désagrément, des séances d'entretien à vie sont nécessaires. Il vaut mieux éviter les courants en cas de varices et varicosités importantes.

• *Les techniques complémentaires*

Il est classique d'énumérer une série de thérapeutiques complémentaires que le médecin choisira en fonction d'indications précises :

– La diététique et l'équilibre hydro-sodée semblent très importants pour accompagner les traitements locaux. Beaucoup de médecins utilisent même dans un premier temps une cure protéique complète pendant 2 à 3 semaines (réservée à l'usage médical).

– Le drainage lymphatique n'est valable qu'en cas de troubles veino-lymphatiques dûment diagnostiqués.

C'est une méthode de massage spécifique qui a pour

but de régénérer la circulation lymphatique et les tissus cutanés et de faire disparaître les œdèmes.

On l'utilise pour le visage et le corps : les peaux relâchées, les poches et les cernes sous les yeux, les traits bouffis, la rétention d'eau.

Les massages, qui doivent être impérativement pratiqués par des personnes spécialement formés, vont désengorger les échanges cellulaires et l'évacuation des toxines.

Le drainage lymphatique s'effectue généralement en cures de plusieurs séances.

• Acupuncture, homéopathie, phytothérapie, peuvent avoir leur intérêt, utilisés par des médecins rompus à ces techniques.

• L'exercice physique et le froid sont expérimentalement lipolytiques. Mais dans la réalité, leur mise en place sous forme de protocoles efficaces est encore à l'étude.

• La liposculpture superficielle :

La technique dernière-née de la cellulite est paradoxalement la lipo-aspiration superficielle.

Jusqu'à présent, on affirmait avec raison que la lipo-aspiration s'attaquait aux volumes et non à l'aspect de surface, sous peine d'entraîner « vagues et dépressions cutanées ».

Il est maintenant possible, dans des conditions techniques particulières, sur des cellulites épaisses, d'introduire de très fines canules et de désinfiltrer les tissus avec des résultats esthétiques très satisfaisants.

Un dernier tabou vient donc de tomber pour le plus grand bénéfice des femmes. Cependant, peu de praticiens maîtrisent encore cette technique superficielle.

V
LES TRAITEMENTS DES FORMES ET DE LA SILHOUETTE

LA LIPOSCULPTURE

Description

Qu'on l'appelle liposculpture, lipo-aspiration, liposuccion ou lipoplastie, ou même lipo-jet, il s'agit du même procédé consistant à prélever de la graisse.

De plus en plus demandée par un public essentiellement féminin, la « lipo » est devenue un grand classique incontournable de la médecine esthétique.

Localisations graisseuses

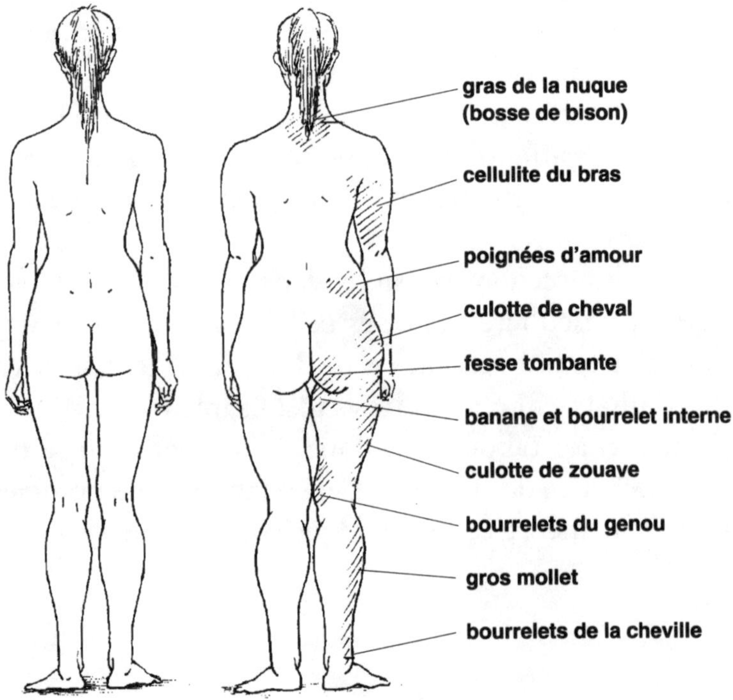

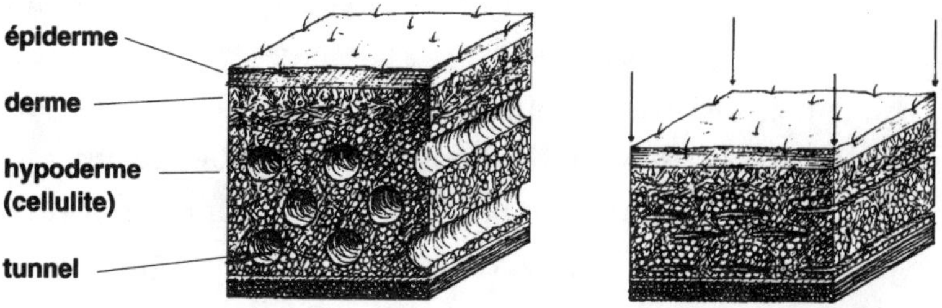

La lipo-aspiration

effet de rétraction

Née en 1977, la lipo a suivi son petit bonhomme de chemin. Grâce aux merveilles du progrès technique et de celui du matériel utilisé elle est devenue star et performante à partir des années 1985. Plus de bavures ni de « vagues », ou de « tôles ondulées » consécutives à des manœuvres trop brutales...

La « lipo » aspire aussi bien les graisses pures que les réserves de cellulite. Elle traite donc toutes les catégories d'excès de cellules adipeuses, d'origine tant alimentaire, que génétique, hormonale ou nerveuse.

Indications, avantages

A l'origine réservée à la culotte de cheval, la lipo a gagné tout le corps, ou presque : ventre, estomac, cuisses, visage (joues, bajoues, double menton, sauf le front), seins (uniquement pour les adolescentes atteintes d'hypertrophie mammaire), bras, fesses, hanches, genoux, chevilles, et même le dos. Tout y passe ! L'obésité elle-même parvient à s'améliorer (en plusieurs séances).

La technique est devenue très pointue (mini canules évitant le décollement de la peau et permettant une bonne rétraction de celle-ci, cicatrices quasi impalpables et invisibles).

Amélioration du pronostic médical grâce à l'expérience : le médecin peut mieux annoncer avec précision le degré de résultats à espérer.

Pas de limite d'âge, seul l'état et l'élasticité de la peau entrent en ligne de compte.

Et enfin, avantage majeur : la graisse ne revient pas dans les zones bien délimitées (à condition de ne pas reprendre beaucoup de poids). On élimine en outre l'aspect « peau d'orange » de la cellulite en aspirant la graisse très superficiellement.

Déroulement de l'intervention : la méthode du spécialiste, docteur Gérard Boutboul

Lors d'une consultation préalable, le médecin examine le patient, parle de son problème avec lui, évalue les possibilités réelles d'amélioration et prend des photos. Lorsque l'entretien aboutit à un accord mutuel, il prescrit une analyse de sang et détermine le type d'anesthésie.

Deux sortes de marche à suivre sont envisageables : l'anesthésie générale ou bien ce que l'on appelle une « anesthésie neuroleptique », c'est-à-dire l'injection intraveineuse d'un tranquillisant. Ce choix implique que l'intervention se fera obligatoirement en clinique.

L'anesthésie locale, la plus couramment sélectionnée, a l'avantage de présenter moins de risques et surtout de contraintes, même en cas de lipo importante, qui peut dans ce cas être effectuée en plusieurs étapes.

Le jour de l'intervention, inutile d'être à jeun pour les anesthésies locales, le praticien dessine les zones à traiter sur le corps du patient, et, après asepsie rigoureuse, il infiltre la graisse au moyen d'une seringue, sans douleur, avec une solution d'eau stérile, d'anesthésique et d'adrénaline ayant pour but de faire gonfler les tissus.

Ce mélange vasoconstricteur est destiné à éviter les saignements, les hématomes et les œdèmes.

Seule une légère sensation de contusion passagère succédera à l'opération.

Le médecin va d'abord faire de petites incisions sur des endroits stratégiques autour de la zone à traiter, puis soit avec un tuyau relié à un aspirateur ou grâce à l'utilisation de la seringue, aucun geste brusque n'est ensuite nécessaire, et la canule va voyager dans le tissu graisseux, facilitant le travail en superficie et en « plans croisés ».

Le patient, en changeant de position lors de l'intervention et en contractant certains muscles, d'après les directives du praticien, facilite l'œuvre de modelage. On suture ensuite les points d'incision (une micro-incision mesure 4 mm d'où une disparition complète).

A la fin de la liposculpture, des pansements compressifs ou un « lipopanty » (vêtement compressif) sont mis en place.

Durée de l'intervention : entre 1 et 3 heures.

Il est possible de reprendre des activités normales après une intervention modérée.

Preuves, réussites

Aujourd'hui, la quasi-totalité des lipos est couronnée de succès. Les patients s'étonnent souvent de la simplicité et de la rapidité de l'intervention. Une semaine après cette dernière, on retire les fils de suture.

Un mois plus tard, on peut déjà mesurer les résultats : entre 50 et 70 %. Trois mois sont ensuite nécessaires pour voir l'effet définitif, après la rétraction cutanée.

Les conditions de sécurité sont simples mais doivent être excellentes.

La graisse ne revient pas (ou difficilement en cas de prise de poids très importante) sauf dans de rares cas au niveau de l'abdomen.

Inconvénients, risques, effets secondaires

Il faut s'astreindre au port du panty spécial pendant une période de 15 à 30 jours, à défaut de le porter 24 h sur 24, après la première semaine où il est obligatoire, il faut au moins le garder pendant la journée.

Les effets secondaires de fatigue sont, en fait, assez rares et liés au retrait de grandes quantités de graisse. On note tout de même une baisse de tonus. Il vaut mieux aborder une lipo en étant en bonne forme physique.

Il ne faut pas se reposer sur les lauriers d'une lipo : il faut en profiter pour avoir un minimum de sagesse diététique et une activité physique équilibrée, il ne faut pas s'étonner que « ça » revienne ! UNE BONNE HYGIÈNE DE VIE aidera incontestablement au maintien des bons résultats...

On prescrit souvent des séances de massages post-opératoires, après la disparition des traces cliniques de l'opération, pour affiner et activer la lipo (drainage lymphatique par exemple).

Remarque
(docteurs Gérard Boutboul et Charles Gadreau)

LA LIPOSCULPTURE PAR ULTRASONS, utilisée depuis peu et consistant à introduire sous la peau une canule réduisant les cellules graisseuses à l'état liquide, est aujourd'hui fortement contestée. Pas de résultats supérieurs à la technique classique. L'effet « lifting » proclamé semble davantage lié à l'effet « marketing » des fabricants d'appareils, intéressés pour vendre des appareils fort coûteux. Certains appareils ont brûlé la peau, des canules ont cassé à l'intérieur des tissus. On ne sait pas très bien au juste ce qui est lésé et ce qui ne l'est pas, ce que devient l'huile non retirée.

D'autre part, les œdèmes consécutifs à cette méthode se sont avérés d'une trop grande importance, contrairement aux allégations de certains, ce qui alourdit les suites opératoires. Les récidives de cellulite semblent relativement fréquentes. Au total, il s'agit d'une « direction assistée » pour le praticien, utile dans les cas de cellulites très dures ou très scléreuses.

LE REMODELAGE DU VISAGE ET DES LÈVRES

On peut complètement remodeler un visage en tenant compte de sa morphologie d'origine (appréciée sur photos), de ses tendances évolutives (vieillissement en creux ou en plein...) de ses aspects « émotionnels » (visage triste, sévère, anguleux, poupin...).

Sans avoir recours à la chirurgie plastique et esthétique, on dispose en médecine esthétique de :

– la liposculpture (biolift) ;
– l'implantation d'autograisse (filling) ;
– la pose d'implants (gore-tex...) ;
– l'injection de produits durables (silicones...) ou transitoires (collagène...) ;
– la pose de fils pour « remailler » le visage et le cou.

Tous ces traitements peuvent se combiner, ensemble ou successivement.

La réhabilitation du sourire doit comporter une analyse stomatologique du « soubassement » : os, gencives, dents, dont le traitement peut apparaître prioritaire.

Puis vient l'analyse du médecin esthétique sur le pourtour buccal, les sillons naso-géniens, le menton et les lèvres.

Les lèvres peuvent être redessinées par la dermographie et augmentées de volume par l'injection prudente de silicones ou la pose d'un implant naturel dermo-graisseux (de moins en moins utilisé car se résorbe souvent) ou de synthèse comme la bandelette de gore-tex.

A noter que le collagène ne tient pas longtemps dans l'épaisseur des lèvres rouges.

LE REMODELAGE DES SEINS

Peut se pratiquer dans certaines conditions par « filling ». C'est une méthode très pratiquée en Italie où l'on aime bien la poitrine plantureuse. Des kystes graisseux peuvent survenir, ainsi que des calcifications gênantes lors de diagnostics radiologiques ultérieurs.

VI
LE TRAITEMENT DES CHUTES DE CHEVEUX

QUESTIONS – RÉPONSES : DOCTEUR CATHERINE DE RIVOYRE

Pourquoi perd on ses cheveux ?

Les racines des cheveux ont une longévité programmée dans les gènes que nous transmettent nos parents. Il y a calvitie lorsqu'il y a un accident dans la programmation.

N'y a-t-il que la génétique qui entre en cause ?

Il semblerait que cette chute soit induite par l'action d'hormones mâles, les androgènes, sur un terrain prédisposé, ce qui expliquerait la différence de la chute entre les sexes.

Est ce que les cheveux sont programmés différemment sur toute la surface du cuir chevelu ?

Oui, sur la zone occipitale et sur les zones latérales, la longévité des cheveux est étendue à plusieurs décennies, c'est d'ailleurs sur ce fait précis qu'est basée la greffe.

Le nombre de cycles capillaires (c'est-à-dire le nombre de renouvellement de chaque racine de cheveu) est ici de 20 à 25 pour une vie. Par contre sur le haut du cuir chevelu les cheveux ont un cycle diminué en nombre et en durée et la racine aura dans cette région vite épuisé sa capacité de repousse.

A quoi correspond un cycle capillaire ?

Grossièrement à une période de trois-quatre ans qui se répartit sur trois phases :

– Une phase de vie active de la racine et le cheveu va croître régulièrement, coupé périodiquement par le coiffeur ; cette phase occupe presque la totalité du cycle, trois ans.

– Une deuxième phase signe l'arrêt des multiplications cellulaires, donc l'arrêt de la croissance du cheveu. Elle dure environ trois semaines.

– Puis dans la troisième phase, le cheveu se détache, soit spontanément, soit par arrachage (shampooing, brossage...).

Combien doit-on perdre de cheveux en moyenne par jour ?

Environ une cinquantaine. Heureusement que le déroulement des cycles est tout à fait désordonné, car si tous les cycles évoluaient en même temps, l'être humain ferait comme certains animaux qui muent, et perdrait tous ses cheveux en même temps. Ici, seulement une cinquantaine de cheveux atteignent chaque jour la fin du cycle...

Comment peut on remédier à cette perte de cheveux ?

La quasi-totalité des traitements chirurgicaux préconisés sont basés sur le principe d'une répartition plus homogène entre les zones chevelues de la couronne qui est génétiquement protégée et les zones chauves :

– transplantation d'auto-greffes, de formes cylindriques, fusiformes, ou carrées prélevées sur une bandelette ;

– transposition de lambeaux verticaux ;

– réduction tonsurale associée ou non à une expansion préalable de la zone chevelue.

Cela peut-il se faire en une seule séance ?

A moins d'une calvitie débutante, rarement. Sinon cela dépend de l'importance de la calvitie et d'autre part de la méthode adoptée.

– Par exemple, pour les lambeaux, il faudra deux séances au cabinet sous anesthésie locale, puis une séance en clinique avec anesthésie générale.

– On peut faire jusqu'à 600 greffons en une seule fois au cabinet sous anesthésie locale.

– Pour la réduction tonsurale, on gagne 3 cm environ. A renouveler plus tard en fonction de la laxité du cuir chevelu.

Quelle est la méthode la plus courante ?

Celle des greffons.

Cette méthode de greffons est-elle douloureuse ?

Pendant l'intervention, non, grâce à une anesthésie locale bien faite, et ensuite non plus, à peine peut-être une sensibilité dans la zone donneuse occipitale :

La réduction tonsurale mérite un antalgique dans les suites proches.

Pour le lambeau, cela se passe en clinique et la douleur est donc entièrement prise en charge par l'anesthésiste.

Au bout de combien de temps les cheveux repoussent après une greffe ?

Au bout de trois mois.

Peut-on travailler le lendemain d'une greffe ?

Oui, c'est possible

Une greffe coûte cher ?

Bien moins que le quart d'une voiture et c'est pour la vie qu'on a des cheveux. Mais encore une fois, cela dépend toujours du nombre de greffons par séance.

Y a-t-il des contre-indications à une greffe de cheveux ?

Celles de toute intervention chirurgicale, en particulier un problème de coagulation sanguine.

Doit-on prendre des médicaments avant et après une greffe de cheveux ?

On doit arrêter l'aspirine trois semaines avant, si l'on a l'habitude d'en prendre. Après l'intervention, on prend des antibiotiques en prévention pendant six jours.

Y a-t-il un pansement à mettre après la greffe de cheveux ?

Pas obligatoirement.

Que peut-on faire si l'on a une grande calvitie ?

A priori, il faut dans un premier temps réduire la surface à greffer c'est à dire faire une détonsuration, et 6 mois après, faire des greffons. Mais on peut tout aussi bien envisager les greffons d'emblée.

Est-ce une technique facile ?

C'est du jardinage un peu sophistiqué. On prend des bulbes dans la zone occipitale. On y fait très attention car ils sont fragiles, on rebouche les trous, c'est à dire que l'on recoud avec du fil, puis on fore d'autres trous toujours avec un bistouri circulaire dans la région que l'on veut greffer. On doit bien sûr tenir compte de beaucoup de détails, en particulier que la pousse se fasse correctement ; mais avec un bon apprentissage, un peu de logique et un vrai sens de l'esthétique, c'est une technique sûre.

LES MOYENS MÉDICAUX ET COSMÉTIQUES ACTUELS DE TRAITEMENT DE LA CALVITIE

Il est évident qu'une bonne hygiène du cuir chevelu est indispensable :

Il faut lutter contre la séborrhée (cheveux gras causés par une sécrétion anormale des glandes sébacées du cuir chevelu) et les pellicules. Les traitements cosmétiques sont bien connus et adaptables à chacun.

Les traitements à visée anti-chute sont décevants et n'agissent que temporairement (vitamines, lotions, shampooings...). Encore faut-il savoir que certaines chutes sont réversibles : après la grossesse, après la prise de thérapeutiques agressives, au cours de certaines saisons de l'année...

En fait, seul le Minoxidil en application locale a fait la preuve de son efficacité relative... et passagère, à condition de l'appliquer chaque jour matin et soir. De plus, son utilisation concomitante avec des greffes de cheveux est intéressante.

Des essais sont en cours pour « stimuler » le cuir chevelu, essentiellement dans les chutes diffuses ou les chutes pathologiques (pelade...), sans que l'on sache très bien ce qu'on stimule exactement et si les effets parfois constatés sont bien dus aux traitements. On trouve ainsi :

– Les mini injections répétées d'extraits embryonnaires et de vitamines ne paraissent pas dénuées d'intérêt, surtout si elles sont suivies d'applications de Minoxidil, localement.

– Certains types de courants, grâce à des petites électrodes implantées ont été décrits récemment dans quelques cas.

– N'oublions pas également que le stress et la fatigue accentuent le rythme des chutes de cheveux, ou blanchissent la chevelure subitement (dépigmentation brutale par stress aigu). Aussi doit-on recommander le repos et les techniques de relaxation et de maîtrise de soi.

– Citons pour finir les prothèses capillaires bien utiles dans certains cas (en association avec la chirurgie pour cacher les interventions, ou les chimiothérapies cancéreuses) ou même irremplaçables dans le cas de grandes calvities non accessibles aux traitements. Mais il faut savoir que les cheveux naturels s'ils donnent un aspect naturel, s'altèrent néanmoins rapidement... Les cheveux artificiels sont très utilisés car ils tiennent mieux dans le temps.

LES TECHNIQUES CHIRURGICALES

Elles ont évolué de façon spectaculaire ces dernières années et se combinent pour donner des résultats de plus en plus fiables et naturels. Trois grandes techniques sont utilisées, seules ou en association : les lambeaux, les réductions tonsurales et les greffons.

Les lambeaux sont des bandes de cuir chevelu transposés d'une zone à l'autre. Leur taille s'est réduite et leur diversité permet une correction adaptée aux différents types de calvitie.

Les grandes réductions consistent à découper dans une zone de calvitie une surface plus ou moins grande de cuir chevelu.

TECHNIQUE DES MINI ET MICRO-GREFFES : LA MÉTHODE DU SPÉCIALISTE, DOCTEUR JEAN-LOUIS BRIANÇON

C'est l'intervention la plus pratiquée actuellement car les indications sont larges : du début d'une calvitie à peine visible à la calvitie relativement importante à condition que la zone donneuse soit de bonne qualité et que le patient soit parfaitement averti du nombre de séances à programmer.

L'intervention se fait sous anesthésie locale ou neurolept-analgésie suivant la demande. Le prélèvement au niveau de la peau donneuse, zone de la couronne ou zone pariétale, peut être effectuée au bistouri 2 à 3 lames en sachant que la cicatrice sera de meilleure qualité. Par contre la découpe des mini-lambeaux obtenus avec le bistouri doit être parfaite pour obtenir des mini-greffons (3 à 6 cheveux) ou des mini-greffons (1 à 3 cheveux) de bonne qualité. le dessin du travail sur la zone donneuse est important et doit être discuté avec le patient en évitant certaines erreurs : ligne antérieure trop basse, trop droite, galbes mal dessinés, épis non respecté... La répartition harmonieuse des greffons est importante et la mise en place de micro dilatateurs est intéressante car elle permet d'organiser un travail bien réparti et d'orienter valablement les greffons. Associé ou non à la pose d'expandeur (traitement qui consiste à détendre le cuir chevelu) elles permettent le traitement des grandes calvities inaccessibles jusqu'alors aux traitements chirurgicaux.

Mais c'est surtout dans le domaine des greffons que les progrès ont été considérables. La pratique des mini et micro-auto-greffes découle de la notion prouvée qu'un cheveu transplanté avec sa racine d'une zone donneuse non atteinte par la calvitie dans une zone receveuse chauve garde ses caractéristiques génétiques de longévité. L'évolution de ces greffes s'est faite dans le sens d'une miniaturisation des greffons (cheveu par cheveu si nécessaire) et de la réalisation d'aspect très naturel, les séances opératoires permettant une activité normale. Le maximum actuellement réalisable est de 600 greffons environ d'avant (zone frontale) en arrière (zone tonsurale), les petits greffons donnant un aspect naturel à la chevelure (et non en cheveux de poupées).

Le travail de mise en plan des greffons étant terminé, un pansement sera maintenu jusqu'au départ du patient mais il sera remplacé par un pansement sec. Un shampooing est possible ensuite ainsi que la reprise des activités professionnelles. L'évolution est simple : en trois semaines les croûtes formées chutent avec une partie des cheveux greffés. Le patient est revu 10 jours après, pour ôter les fils ou les agrafes de la zone donneuse. La réponse se fait 3 à 4 mois après. Le cheveu est bien visible. Une autre séance peut être envisagée si nécessaire, jusqu'à l'obtention d'un résultat esthétique parfait.

En résumé, il existe actuellement une ou des solutions pour chaque type de calvitie mais il est très important d'évaluer dès la première consultation l'évolution de la calvitie et de programmer le traitement dans le temps.

REMARQUES SUR LA CHUTE DES CHEVEUX CHEZ LA FEMME

La chute des cheveux chez la femme est assez fréquente. Toutefois elle se traduit exceptionnellement par des dégarnissements importants voire par de véritables calvities.

Il existe en fait deux types d'alopécie chez la femme, soit des alopécies de type androgéno-génétiques qui ressemblent tout à fait aux calvities de l'homme, c'est à dire avec un dégarnissement plus ou moins important au niveau du vertex et du front, alors qu'au niveau de la couronne une densité de cheveux correcte est conservée. D'autre part il existe plus souvent des alopécies diffuses avec une diminution de la densité des cheveux sur tout le cuir chevelu.

Les causes de ces alopécies sont multiples, en particulier hormonales ou au cours de certaines maladies.

Le bilan d'une calvitie chez la femme doit donc toujours comporter un bilan hormonal car dans certains cas il est possible de la corriger par un traitement hormonal adapté. Bien souvent, malheureusement ces alopécies ne réagissent à aucun traitement, elles ont alors un retentissement en particulier psychologique très important.

Il est exceptionnel que l'on puisse réaliser chez la femme des interventions de lambeaux ou de réductions de tonsure.

Les seules méthodes de traitement possible sont alors les traitements par greffes et micro-greffes.

Étant donné que les zones à garnir sont parfois importantes, les greffons sont répartis de manière la plus judicieuse possible.

Ainsi une patiente qui désire se coiffer en arrière bénéficiera plutôt d'une mise en place de greffes sur la région frontale, de telle sorte que coiffée vers l'arrière on pourra avoir une couverture par ces greffes de la région postérieure.

Au contraire, si la patiente désire faire une raie latérale ou médiane, les greffons seront alors répartis sur une largeur de 4 à 5 cm tout le long de la raie d'arrière en avant.

Deux, trois ou quatre séances de micro-transplants seront le plus souvent nécessaires pour apporter l'amélioration souhaitée.

Bien entendu, il ne faut pas s'attendre à une énorme densité par ces interventions, mais elles permettent tout de même un progrès très important tant sur le plan local que sur le plan psychologique.

Au total, au fur et à mesure des avancées, théoriques, pratiques et technologiques, on voit bien dans tous les grands congrès internationaux sur la calvitie, que la micro-greffe prend peu à peu le pas sur toutes les autres techniques.

VII
QUELQUES PRISES EN CHARGE PARTICULIÈRES DE LA MÉDECINE ESTHÉTIQUE

Avant de se précipiter chez son chirurgien préféré pour procéder à des « découpes » quelque peu irréversibles, interrogeons nous toujours s'il n'y a pas un traitement de médecine esthétique tout à fait efficace et suffisant ?

PAR EXEMPLE POUR LE REGARD

– Les peelings des paupières peuvent retendre une peau légèrement distendue, ou faire disparaître certaines taches provoquant des cernes.

– L'ablation d'une veine apparente par transparence et qui donne une cerne bleuâtre, peut facilement être effectuée (phlébectomie ambulatoire).

– L'injection de collagène peut faire disparaître les rides et ridules à intervalles réguliers. Les peelings et la dermabrasion peuvent obtenir le même effet, mais plus durablement.

– La pigmentation de la ligne des sourcils et des cils peut reconstituer un joli regard bien dessiné.

– Les traitements de stimulation peuvent redonner du tonus aux tissus.

– La ride « sévère » entre les sourcils peut facilement être comblée.

– Un front hypertonique avec des « rides musclées » peut être paralysé pendant 6 mois par une infiltration bénigne renouvelable (Toxine) ou définitivement lissé par la section de quelques fibres musculaires par endoscopie.

LE SOURIRE

Il faut aussi savoir qu'un lifting ne fera pas disparaître les rides des lèvres et du menton. D'ailleurs cette technique chirurgicale est souvent décevante pour tout ce qui concerne la partie médiane du visage Le médecin esthétique pourra choisir avec son patient le remplissage des rides ou leur abrasion par dermabrasion ou peeling.

LA PEAU DU COU ET DU DÉCOLLETÉ

Une peau du cou distendue mérite un lifting. Mais une peau flétrie et ridée nécessite des stimulations cutanées et éventuellement peelings et dermabrasion. un cou graisseux nécessite une lipo-aspiration rapide.

LES MAINS

– Les tâches sont enlevées par abrasion ou peelings ou cryothérapie (neige carbonique ou azote liquide).
– Le volume est reconstitué par « filling » d'autograisse.
– La peau peut être stimulée elle aussi.
– Les veines dilatées peuvent être enlevées aisément.

Chapitre 5

La chirurgie esthétique

Conçue à l'origine pour réparer le plus esthétiquement possible les blessures des combattants de la Première Guerre mondiale, la chirurgie réparatrice a traversé le siècle en glanant toutes les ressources de la technologie, de l'expérience et du recul. Elle est devenue extrêmement performante.

Cela ne signifie pas qu'elle est pour autant devenue anodine. Il s'agit toujours d'opérations comportant leurs risques, même minimisés. Le meilleur chirurgien peut avoir à faire face à des problèmes ou des complications. Mais tout chirurgien doit être suffisamment expérimenté pour les prendre en charge efficacement, afin qu'il n'y ait pas de séquelles.

L'anesthésie surtout, est importante dans ce domaine. Il y en a quatre sortes :

L'anesthésie locale, suffisante pour des interventions légères, peut être associée avec la prise d'un relaxant. Elle ne nécessite pas d'hospitalisation : on sort après l'intervention, toujours accompagné bien sûr par simple précaution élémentaire sur le plan médico-légal. Il ne faut pas conduire dans les heures qui suivent. Il est parfois possible d'anesthésier une région localisée du visage ou du corps en introduisant l'anesthésique au contact du nerf qui contrôle la sensation douloureuse : Il s'agit alors d'une anesthésie loco-régionale. Beaucoup de loco-régionales peuvent être pratiquées dans un cabinet médical.

L'anesthésie locale approfondie consiste à injecter par voie intraveineuse, tout au long de l'intervention, un mélange de neuroleptique tranquillisant et d'anesthésique. Le patient est plongé dans un sommeil exempt d'anxiété. C'est le procédé le plus souvent utilisé en chirurgie esthétique.

On se réveille tout de suite après l'opération. Une surveillance de plusieurs heures en clinique est nécessaire, plus ou moins longue en fonction de l'importance de l'intervention. Mais le patient ne subit pas la légère fatigue consécutive à une vraie anesthésie générale.

D'autres anesthésies doivent être pratiquées dans un bloc opératoire. C'est le cas de la « péridurale » injectée entre deux vertèbres et qui anesthésie toute la moitié inférieure du corps.

L'anesthésie générale se fait à jeun de six heures au moins. Elle comporte évidemment ses contre-indications. Le patient est intubé, c'est-à-dire que sa respiration est complètement assistée par le médecin anesthésiste et son matériel.

Il doit rester à la clinique la nuit qui suit l'intervention, car une surveillance est obligatoire. Il faut tout de suite préciser que les accidents d'anesthésie générale restent très rares. Bilan sanguin et examens approfondis préalables s'imposent. Qui dit chirurgie, dit cicatrice. Dans l'esthétique, elle est la plus petite possible et dissimulée au mieux, dans les plis et les zones dérobées, mais elle existe, il faut le savoir. Le temps agit sur les traces des interventions : on ne juge une cicatrisation comme totalement définitive qu'au bout d'un, voire deux ans.

La chirurgie esthétique fonctionne de toute façon au cas par cas. Des entrevues détaillées, apportant toutes les informations nécessaires et laissant au patient le temps et la réflexion pour faire son choix. Le chirurgien doit tenir compte des motivations profondes et de la psychologie de son futur opéré.

La tendance actuelle en chirurgie esthétique pourrait se résumer avec le slogan « Transformer… sans changer ». Les chirurgiens ne mettent plus leur point d'honneur à « signer » un nez ou un visage, mais plutôt à en parfaire le naturel ; apportant toutes les informations nécessaires et laissant au patient le temps et la réflexion pour faire son choix. L'entourage doit pouvoir s'exclamer : « Tu es magnifique » ou « tu as rajeuni » mais jamais « je vois que tu as fait un lifting ! »

Voici une sélection des principales interventions chirurgicales esthétiques, avec la participation du docteur Benjamin Ascher.

LE NEZ (RHINOPLASTIE)

Description

La rhinoplastie est destinée à modifier le relief du nez : enlever une bosse inesthétique, affiner sa base, ou encore augmenter son volume. Elle a également pour but de faire mieux respirer un nez qui présente une obstruction.

Indications, avantages

Excroissances ou au contraire insuffisances nasales.

Troubles d'origine psychologique pour un nez jugé insatisfaisant par le patient. Un entretien détaillé est nécessaire avant toute décision. Comme on dit « le nez est au milieu de la figure ». Des modifications importantes peuvent parfois entraîner une non-reconnaissance de soi, un trouble de l'image de soi.

C'est souvent peu de chose, mais cela peut gêner dès l'adolescence. Ce type d'opération, qui dépend de la peau et du cartilage du patient, est réellement devenu sans problème dans des mains expérimentées.

Déroulement de l'intervention

Sous anesthésie générale ou locale approfondie.

Durée : 1 heure.

Le chirurgien travaille de l'intérieur pour modifier la structure osseuse et le cartilage. Les incisions sont dissimulées dans les narines pour masquer les cicatrices.

A la fin de l'intervention on pose un plâtre qui devra rester en place une dizaine de jours.

Une retouche ultérieure peut être effectuée dans les jours qui suivent. En cas de déviation importante, on introduit de petites attelles de soutien en plastique dans les narines.

Séjour en clinique : entre 24 et 48 heures.

Preuves, réussites

Deux stades pour juger la réussite : celui de la cicatrisation (de 15 jours à 2 mois), et la réussite définitive, au bout de quelques mois (jusqu'à 1 an), le temps de la reformation des tissus.

Les résultats sont en moyenne optimaux.

Inconvénients, risques, effets secondaires

Pendant les 24 heures qui suivent l'intervention, de légers saignements de nez vont se résoudre rapidement.

Ecchymoses, petits gonflements sur les côtés du nez et dans la zone interne des yeux, perte locale de sensibilité. Ces symptômes disparaissent en 1 à 3 semaines.

On reprend une activité normale au bout de 15 jours.

Description

Une opération simple qui rend le sourire à bien des enfants raillés pour cause de cette anomalie.

Contrairement à ce que l'on croit souvent, les oreilles décollées ne sont pas trop grandes mais elles le paraissent à cause de leur implantation éloignée du crâne.

Indications, avantages

On ne la prescrit jamais avant l'âge de 7 ans, époque de la fin de la croissance des pavillons de l'oreille. C'est un mieux psychologique immédiat chez tous les sujets.

Déroulement de l'intervention

Bilans : chirurgicaux, sanguin, cardiaque...

24 heures avant l'intervention, on fait un shampooing antiseptique : il n'est plus nécessaire de raser les cheveux autour de la zone d'incision.

Anesthésie locale approfondie, ou générale chez les plus jeunes enfants.

Durée : 1 heure.

Le chirurgien fait une incision dans le pli derrière l'oreille, pour dissimuler la future cicatrice, puis rapproche le pavillon du crâne et corrige éventuellement les reliefs.

Puis il recoud l'incision.

A la fin de l'intervention, on moule un pansement sur l'oreille.

Il devra rester en place pendant 24 heures, avant d'être remplacé par une bande Velpeau ou un bandeau de tennis.

Durée du séjour en clinique : de 24 à 48 heures.

Inconvénients, risques, effets secondaires

Des tiraillements et des élancements derrière les oreilles pendant 2 ou 3 jours.

Il faut garder le bandeau pendant 1 semaine.

On retire les fils de suture au bout de 15 jours.

LES POMMETTES

Description

L'intervention consiste à améliorer le triangle du visage en redonnant du relief aux pommettes avec un implant compatible avec le corps humain.

Indications, avantages

Visages dont les pommettes ont fondu avec le temps, visages jeunes trop ronds ou trop plats.

C'est une formule définitive pour rehausser les contours du visage, bien tolérée et relativement simple.

Déroulement de l'intervention

Sous anesthésie locale approfondie.

Durée : 1 heure.

Le chirurgien pratique une incision à l'intérieur de la bouche pour mettre en place chaque implant (corail, gore-tex). Il recoud ensuite les plaies avec un fil auto-dégradable qui va se résorber de lui-même dans les jours suivants.

Séjour de 24 heures en clinique après l'intervention.

Preuves, réussites

Les matériaux employés pour les implants sont bien tolérés par l'organisme et les résultats satisfaisants.

Inconvénients, risques, effets secondaires

Œdème post-opératoire dans la région des joues qui s'estompe en quelques jours (1 semaine environ).

Traitement antibiotique et anti-inflammatoire après l'intervention (1 semaine).

Bains de bouche pendant la cicatrisation.

LE PROFIL ET LE MENTON

Description

Correction des dysharmonies du profil, en fonction de la structure générale du visage.

Indications, avantages

Mentons fuyants ou trop en avant.

Il faut attendre la fin de la croissance osseuse (16-17 ans) pour envisager l'intervention.

La réharmonisation d'un profil peut changer toute son expression.

Déroulement de l'intervention

Anesthésie locale approfondie ou, plus rarement, générale.

Durée : 2 heures environ.

Le chirurgien pratique l'incision dans la lèvre inférieure, à l'intérieur de la bouche pour dissimuler les cicatrices.

Menton fuyant : pose d'un petit implant contre l'os du menton.

Menton saillant : modelage de l'os.

Les plaies sont recousues avec un fil qui se résorbe lui-même en quelques jours.

Preuves, réussites

Une intervention bien tolérée, des matériaux « bio » et performants pour un bon taux de réussite.

Inconvénients, risques, effets secondaires

Séjour en clinique : maximum 24 heures

Œdème post-opératoire au niveau des lèvres (1 semaine).

Traitement antibiotique et anti-inflammatoire après l'intervention.

Bains de bouche pendant la cicatrisation.

LES PAUPIÈRES

Description

Une intervention délicate qui concerne la zone la plus fragile du visage, car la plus « vivante » : tout s'y marque, le rire comme les larmes, le soleil, la fatigue...

La peau des paupières est plus fine que partout ailleurs : rides, ridules, poches, affaissement, tout se conjugue autour des yeux... En dehors du bilan pré-opératoire classique, il faut prévoir, pour envisager l'opération, un examen ophtalmologique.

Indications, avantages

Relâchement cutané des paupières supérieures, poches graisseuses au niveau des paupières inférieures.

Ces marques de vieillissement commencent à apparaître à partir de 35-40 ans, et sont parfois héréditaires.

Le grand avantage qui fait oublier toutes les contraintes de cette intervention : on a l'impression d'avoir un regard plus clair, un vrai « coup de balai » !

Déroulement de l'intervention

Anesthésie locale approfondie.

Durée : entre 1 et 2 heures.

Paupières supérieures : le chirurgien fait l'incision dans le pli naturel de la paupière et retire l'excès de peau,

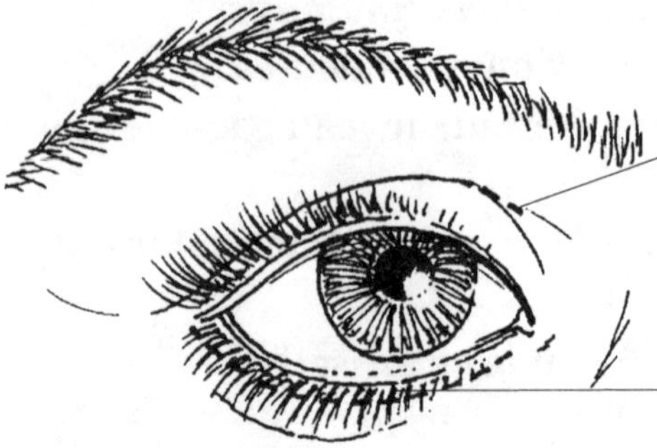

Les incisions dans la chirurgie des paupières

ainsi que le petit amas graisseux au coin de l'œil s'il est gênant. La cicatrice devient pratiquement invisible en deux mois.

Paupières inférieures : l'incision pratiquée au ras des cils est pratiquement invisible. Le chirurgien retire les poches graisseuses et l'excès cutané en retendant délicatement la peau sans enlever beaucoup de peau. S'il n'y a pas d'excès cutané, l'incision est faite à l'intérieur de la paupière.

Œil tombant : il est remis à l'horizontale par une petite plastie.

Patte d'oie : on peut l'atténuer par un « étalement » du muscle.

A la fin de l'intervention on pose des points de suture et un pansement qu'il faut garder par intermittence sur chaque œil pendant quelques heures.

Preuves, réussites

Il faut compter plus d'un mois pour juger du résultat qui va ensuite se parfaire dans les six mois suivants.

Taux de réussite excellent.

Inconvénients, risques, effets secondaires

Séjour en clinique : 48 heures.

Ecchymoses, gonflements, gêne pour fermer les yeux pendant quelques jours après l'intervention, de même que sensibilité à la lumière et tendance à larmoyer (compresses décongestionnantes et collyre).

Les points de suture sont enlevés entre les 3e et 6e jours.

Port de lunettes teintées recommandé (15 jours).

Maquillage contrôlé sur les incisions externes pendant 1 mois.

Des mini kystes peuvent apparaître au bout de deux mois après l'intervention, qu'il faut enlever ou plus fréquemment qui vont disparaître d'eux-mêmes.

LES LIFTINGS

Description

Le lifting, qu'il soit partiel (front, tempes, regard) ou complet (haut et bas du visage), est l'intervention de chirurgie esthétique la plus connue.

Pratiqué au début quelque peu radicalement, il était trop voyant, évident. Aujourd'hui, il se propose d'être plus « light » : donner l'effet bonne mine, sans agresser...

Indications, avantages

Correction du relâchement cutané du visage et du cou, traitement des rides.

C'est la machine à remonter le temps. Malheureusement une machine n'est pas capable de l'arrêt sur image : la peau continue de vieillir après mais plus lentement. Il faut savoir qu'une correction, moins importante que le premier lifting, est à envisager dans les années suivantes (entre 7 et 10 ans).

• *Lifting frontal*

Anesthésie locale approfondie ou générale.

Durée : 1 à 2 heures.

L'incision se fait dans les cheveux.

L'intervention consiste à faire une incision dans le cuir chevelu permettant de retendre le front et de remonter les sourcils et les paupières supérieures.

Séjour en clinique : 24 à 48 heures.

Port de pansement sur le front : 2 jours.

Retrait des fils et des agrafes : 15 jours

Dans le mois qui suit : œdème local et légère insensibilité frontale passagère.

• *Lifting des tempes*

Anesthésie locale approfondie ou générale.

Durée de l'intervention : 1 à 2 heures.

Séjour en clinique; 24 à 48 heures.

L'intervention a pour but de retendre les muscles et la peau et de l'angle externe des yeux, les pommettes, du front latéral.

Les effets du lifting

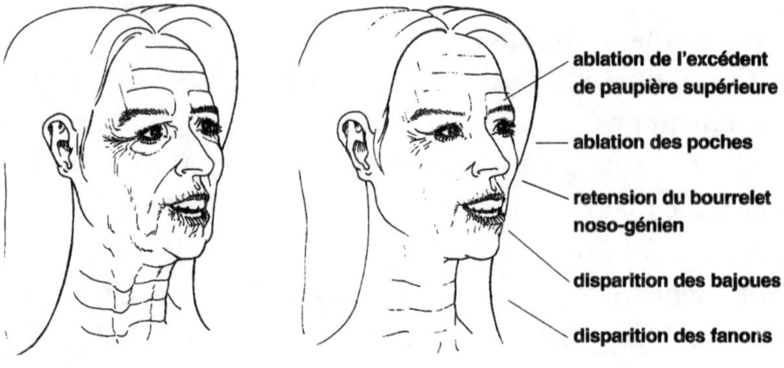

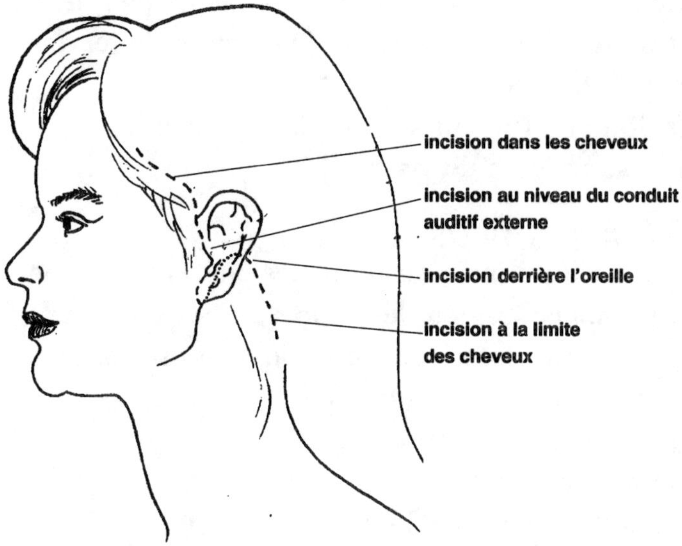

Les incisions du lifting

L'incision est pratiquée dans les cheveux des tempes, juste au-dessus des oreilles.

Œdème post-opératoire et port d'un petit pansement pendant 3 jours.

Retrait des fils et des agrafes au bout de 10 jours environ.

• *Le mask-lift*

C'est l'association du lifting frontal avec une petite incision buccale. Cette méthode nouvelle agit sur le rajeunissement du front, des paupières et des joues.

Anesthésie locale approfondie ou générale.

Durée : 1-2 heures.

Le chirurgien fait deux incisions ; une dans la bouche, où il remonte la joue et la pommette, et une dans le cuir chevelu pour agir au niveau du front et des paupières supérieures, et de l'ensemble du regard.

Séjour en clinique : 24-48 heures.

Pansement léger : 3 jours.

Œdème post-opératoire sur le front et les paupières.

Retrait des fils et agrafes : 10 jours après l'intervention

Insensibilité locale : 1 mois.

Résultat : un rajeunissement du regard et des traits de la partie supérieure du visage.

• *Le lifting endoscopique*

Par trois mini-incisions dans les cheveux du front et deux mini-incisions dans les tempes, il est désormais possible sans autre cicatrice de lifter le haut du visage et les tempes et d'affaiblir les rides du lion.

Séjour en clinique d'une journée.

Aucun pansement.

Retrait des fils au 10e jour.

Résultat : une méthode nouvelle aux résultats prometteurs.

• *Le lifting cervico-facial*

C'est l'opération qui corrige les effets du vieillissement du bas du visage (relâchement cutané).

Anesthésie locale approfondie ou générale.

Durée : 2 heures.

L'incision est dissimulée derrière l'oreille et dans le cuir chevelu.

Le chirurgien élimine les excès cutanés et retend les muscles sous-jacents. En cas de présence de graisse infiltrée, on procède à une lipo-aspiration (cou et visage) ou à un réétalement de la graisse.

Séjour en clinique : 1 à 2 jours.

Œdèmes et ecchymoses post-opératoires parfois assez longs (jusqu'à plusieurs semaines), parfois très courts.

Dans les 15 jours qui suivent l'intervention on enlève les pansements puis les fils (en plusieurs séances).

Des sensations gênantes derrière les oreilles peuvent persister une dizaine de jours.

Soleil interdit pendant 2 mois (comme dans tous les liftings et la chirurgie du visage).

Résultat : il apparaît au bout de trois mois, puis évolue et se parfait au 6e mois.

Cette intervention, à la technique de mieux en mieux maîtrisée fait reculer l'horloge biologique d'une dizaine d'années.

• *Le lifting à l'intérieur des cuisses*

Élimine les excès de peau relâchée à l'intérieur des cuisses et aussi à l'aine.

On associe cette intervention à une lipo-aspiration des cuisses lorsqu'un excès de graisse est associé.

En cas de varices, il faut les traiter avant l'intervention.

Anesthésie locale approfondie.

Durée : 1 heure.

La peau est découpée puis redrapée vers l'aine, dans le pli de laquelle l'incision a été faite.

A la fin de l'intervention on pose des points de suture, un pansement de contention et une gaine.

Séjour en clinique : 2 à 4 jours.

Œdèmes et ecchymoses post-opératoires pendant plusieurs semaines (2 mois environ).

Traitement antalgique pour les douleurs des régions traitées pendant 10 jours.

Reprise de l'activité normale en 15 jours.

Retrait des sutures au bout de 3 semaines.

• *Le lifting des bras et des mains*

Pratiqué pour les muscles détendus et le relâchement cutané, ce lifting ressemble aux autres, toutefois les cicatrices sont plus visibles à cause de la nature des régions traitées qui sont dénudées.

Anesthésie générale.

Durée de l'intervention : 1 à 2 heures.

La peau est décollée après incision, découpée en fuseau, puis redrapée de façon à être retendue sans excès.

La cicatrice est située à la jonction de la face interne et postérieure du bras. Pour la main, elle est verticale à la face externe du petit doigt et horizontale dans le pli du poignet.

Séjour en clinique : 24 à 48 heures.

Œdèmes et ecchymoses post-opératoires rapidement résorbés (5 à 8 jours).

On utilise souvent des fils de suture résorbables, sinon ils sont retirés au bout de 15 jours.

LES SEINS

Avant toute intervention esthétique sur les seins, il faut procéder à une mammographie, à un bilan pré-opératoire et à la constitution d'un dossier photo.

RÉDUCTION MAMMAIRE

Description

Certaines femmes, au moment de la puberté ou à la suite d'une grossesse, éprouvent de la gêne à cause du trop grand volume de leur poitrine. Des seins trop importants peuvent peser psychologiquement mais aussi sur les vertèbres, provoquant des douleurs dorsales.

L'intervention a pour vocation de réduire, en la remodelant, la glande mammaire. C'est une intervention spéciale : les seins ne comportent aucun muscle, le chirurgien doit donc prendre « appui » sur la peau.

Indications, avantages

Ptôse et relâchement mammaire. Seins trop volumineux.

On peut pratiquer l'opération à partir de 45 ans ou un an après la grossesse.

La technique a beaucoup évolué : on minimise au mieux les cicatrices inévitables (généralement autour de l'aréole).

Déroulement de l'intervention

Anesthésie générale.

Durée : 3-4 heures.

L'incision se fait le plus souvent en rond autour de l'aréole du sein. Le chirurgien enlève l'excès de peau en faisant des « pinces ». Il remonte éventuellement le mamelon s'il est trop bas, le réduit s'il est trop important. Puis il aligne les deux seins l'un par rapport à l'autre, à la verticale et à l'horizontale.

Puis, la peau est refermée.

La cicatrice sera ronde autour de l'aréole, prolongée par une barre verticale par en dessous.

Ou encore, plus rarement en T renversé, en J ou en L.

Un pansement spécial en forme de soutien-gorge est posé après l'intervention.

Preuves, réussites

Une prestation de mieux en mieux maîtrisée par les chirurgiens.

Les cicatrices sont moins importantes que dans le passé. On peut même en effacer certaines par tatouage.

Inconvénients, risques, effets secondaires

Séjour en clinique : 3 jours.

Sensation de tiraillements musculaires dans les pectoraux après l'intervention (quelques jours).

Au bout de 3 jours, changement de pansement et port d'un soutien-gorge spécial (1 mois). Puis retrait du pansement et des fils (3 semaines).

Au début les seins paraissent trop remontés et ils sont congestionnés.

Le galbe définitif n'apparaîtra qu'à partir du deuxième mois.

Les cicatrices passent du rouge au rosé, certaines vont se fondre avec la couleur de la peau au bout d'un an.

Soleil et bains de mer interdits pendant 2 mois.

L'AUGMENTATION DES SEINS

Description

On juge l'état définitif de développement des seins à la fin de la puberté (16-17 ans). Certaines femmes ont une réduction importante de la poitrine après la grossesse et l'allaitement, d'autres après des régimes amaigrissants.

La chirurgie esthétique traite ces problèmes avec l'implantation de prothèses.

Indications, avantages

Insuffisances mammaires de causes diverses.

Les cicatrices sont ici très discrètes. Le plus souvent dans l'aisselle ou l'aréole.

Les prothèses sont devenues plus performantes : les prothèses, qu'elles soient pleines ou gonflables sont réalisées avec des enveloppes en polymères dont on maîtrise mieux le conditionnement, qu'il n'y a quelques années. Le choix du type de prothèse se fait avec le chirurgien, au cas par cas, en tenant compte de la législation. Le principal étant que la patiente connaisse précisément la nature de sa prothèse (ce qui n'est pas toujours le cas !), et se soumette à un contrôle annuel.

Déroulement de l'intervention

Anesthésie générale.

Durée : 1 heure.

Le chirurgien va faire les incisions sous l'aisselle et glisser la prothèse entre la glande mammaire et le muscle pectoral.

On pose ensuite les fils et le pansement soutien-gorge. Il est également possible de placer la prothèse derrière le muscle lui-même, directement au contact de ce dernier.

Preuves, réussites

L'intervention est assez légère et permet un véritable remodelage. Si on fait les contrôles réguliers nécessaires pour juger de la solidité des prothèses et de l'absence de « coque », on peut prévoir le degré d'usure éventuel et changer le prothèse. Ce que l'on envisage généralement tous les 15 à 20 ans.

Le résultat est progressif mais évident, cela explique le succès de cette technique.

Inconvénients, risques, effets secondaires

Séjour en clinique : 1 à 3 jours.

Retrait du pansement : 46 heures.

Retrait des fils : 15 jours.

Tiraillements musculaires dans les pectoraux assez longs (plusieurs semaines, ou même plusieurs mois).

Insensibilité des mamelons pendant quelques jours. La polémique concernant le gel de silicone comme produit de remplissage de la prothèse semble actuellement tourner court : moins de cancers du sein et pas plus de maladies auto-immunes que dans la population féminine non-opérée !

Risque de complication : réaction organique à la présence d'un corps étranger. Chez certaines femmes, une membrane va venir entourer la prothèse en se contractant et se durcissant. C'est le problème de « la coque ». Le risque est aujourd'hui minimisé (3% des cas). Si malgré tout, cela se produit, le chirurgien, avant le durcissement de la coque, va, sous anesthésie, et en travaillant de l'extérieur, déliter la membrane.

Il ne faut pas oublier qu'aucune des prothèses n'est éternelle : il faut réintervenir dans les dix années qui suivent.

LES MAMELONS OMBILIQUÉS (RENTRÉS)

Description

Cette anomalie morphologique congénitale, outre son aspect disgracieux, empêche l'allaitement. Il ne faut pas la confondre avec la rétraction d'un mamelon normal à l'origine qui doit donner lieu à un bilan gynécologique.

Indications, avantages

Mamelons rentrés congénitaux (ils peuvent être renforcés dans ce sens par les grossesses).

Les cicatrices sont invisibles et l'opération, assez légère, permet de se débarrasser définitivement de cet inconvénient.

Déroulement de l'intervention

Anesthésie locale approfondie.

Durée : 1 heure.

L'incision est pratiqué et l'intérieur du mamelon et de l'aréole.

Le chirurgien ressort le mamelon et pose ensuite les fils et le pansement.

Preuves, réussites

De bons résultats et un mieux presque immédiat et vite fait : la patiente ne reste au maximum qu'une journée en clinique.

Inconvénients, risques, effets secondaires

Retrait des fils au bout de 15 jours.

Un petit risque : cette opération provoque parfois une lésion des canaux de l'allaitement. Il faut faire des contrôles de vérification.

Chapitre 6

Les produits de soins et de beauté

Vitamine A Acide, liposomes, compléments alimentaires, acides de fruits, microsphères ou macromolécules, filtres solaires, potions magiques ou crèmes vraiment hydratantes ?

Comment s'y retrouver sans perdre son latin dans le dédale de plus en plus « scientifique » de la cosmétologie ? Et d'abord quelle est la différence entre une crème médicale et une lotion de beauté ? Quelles sont les choses essentielles à savoir avant d'acheter un produit de beauté ?

A voir les articles et les budgets publicité consacrés aux produits de soins et de beauté, on a l'impression que la population entière – les hommes et les enfants ont depuis quelque temps leurs produits spécifiques – se consacre corps et âme à l'entretien quotidien de sa peau et de sa forme. Est-ce vrai ?

Je viens de lire, au contraire, dans un magazine féminin, que seulement la moitié des femmes françaises utilisait une crème pour le visage régulièrement. Est-ce une catastrophe nationale ?

N'allons pas jusque-là. Ce n'est pas tout à fait en ces termes qu'il faut voir la chose : il y a crème et crème. Il n'est pas impératif d'utiliser une crème. Il faut tout de même savoir que nous évoluons dans un environnement polluant, desséchant, qui attaque notre peau, lui fait perdre ses défenses naturelles.

Sans oublier les effets de la lumière et du soleil.

Quels sont les gestes de base à faire ? Les incontournables ?

Hydrater son épiderme et le protéger des rayons ultraviolets A (U.V.A), B (U.V.B) et infrarouges. Cela signifie que l'usage d'une crème hydratante et d'une autre avec

ATTENTION SOLEIL !

On a étudié toutes les altérations provoquées par le soleil. C'est même une maladie qui porte un nom; l'héliodermie.

Voici ses caractéristiques : peau épaissie, lâche, tannée, ridée et bardée de sillons, dégradation et désorganisation des fibres élastiques, tâches pigmentaires

Pour pallier à ces véritables dangers, la photoprotection doit commencer dès le plus jeune âge et durer toute la vie. Son importance dépend bien sûr du type de peau de chacun : de très clair à très foncé.

Conseils

- Éviter l'exposition aux heures « chaudes » (llh-l6h).
- Utiliser un filtre ou un écran à chaque exposition. L'indice doit être d'autant plus élevé que le phototype est clair.
- Veiller à ce que le produit solaire comporte bien les filtres U.V.A et U.V.B (si le filtre U.V.B est seul, il supprime le coup de soleil mais augmente le risque d'exposition aux U.V.A).
- Utiliser une protection tout au long de l'année sur les parties exposées (bras, visage).
- Oublier les lampes à U.V.A en cures répetées, car ils vieillissent prématurément la peau (les U.V.B sont plutôt responsables des cancers cutanés).
- La protection solaire absolue peut provoquer, en vieillissant des carences en vitamine D : il faut alors compenser le manque par un apport oral.

filtre solaire est tout à fait recommandable. (voir encadré page 165).

A quel âge doit-on commencer de mettre des crèmes ?

La peau des bébés, déjà, se trouve fort aise, d'être entretenue avec des laits qui leur évitent rougeurs et démangeaisons.

Il n'y a pas d'âge pour certains gestes, comme de porter un tricot au soleil, de soigner une acné gênante et d'éviter qu'elle ne se renouvelle avec une hygiène adéquate.

Aujourd'hui les crèmes cosmétiques se veulent testées médicalement et les pommades dermatologiques deviennent produits de beauté. Quelle est la différence ?

Dans ce domaine la marge entre médical et cosmétique reste toujours très floue en l'absence d'une véritable réglementation.

Sont considérés comme médicaux les produits qui pénètrent dans le derme, et comme cosmétiques ceux dont l'action reste plus superficielle. Mais, dans la pratique, on voit des crèmes dont le vecteur, comme les liposomes, permet le passage des principes actifs dans les couches de la peau, de plus en plus profondément. Et ces produits sont « en vente libre », dans les grandes surfaces comme dans les parfumeries, et d'ailleurs aussi les pharmacies. Le contrôle est malaisé...

Comment s'y retrouver ? Où acheter ?

Théoriquement, les laboratoires pharmaceutiques fabriquant des produits de beauté agissent avec plus de transparence, aussi bien au niveau du contrôle interne, que de l'information donnée aux praticiens. Les autres laboratoires fonctionnent sur le fameux secret de fabrication. Néanmoins, eux aussi font des tests, pratiqués par des médecins ou des pharmaciens pour bien déterminer les risques éventuels de leurs produits.

Pour des raisons tant commerciales que sécuritaires, personne n'a intérêt à vendre des crèmes à risques. On peut dire que, globalement, la devise « ne pas nuire » est respectée chez les uns et les autres.

Donc on peut acheter ses produits de beauté aussi bien en grande surface qu'en pharmacie, qu'en parfumerie ?

Oui. Seule la texture – et le prix – vont véritablement varier de l'un à l'autre. Les produits de pharmacie répondant davantage aux préoccupations des médecins.

Une crème de luxe à 500 F et une bonne crème à 50 F ne sont pas tellement différentes ?

Une crème de parfumerie aura peut-être une onctuosité et un parfum plus agréable, mais c'est tout. Quand on lance une nouvelle crème antirides, on sait qu'il faut décrypter le message : elle n'enlève pas les rides mais agit préventivement sur l'évolution cutanée, et peut, par conséquent contribuer à la bonne santé de la peau.

Donc, chacun selon son budget, pour agir bénéfiquement sur l'état de sa peau ?

Tout à fait. Il ne faut pas se dire je n'ai pas les moyens de faire quelque chose. On peut aussi bien entretenir son visage avec de l'huile d'olive ou de pépins de raisins, c'est efficace !

En ce qui concerne les liposomes, personnellement, j'ai du abandonner l'usage des produits qui en sont composés et qui entraînaient des réactions indésirables (larmes, démangeaisons). Pourquoi ?

Ce n'est pas la faute des liposomes (qui ne sont que des micro-vésicules-vecteurs neutres), mais des principes actifs des produits composants la crème en question et qui grâce à leur action en profondeur pénètrent plus. Il s'agit donc d'une allergie à un composant donné.

Les allergies sont-elles faciles à détecter ?

On pratique des tests cutanés pour les déterminer. Le problème, c'est que chaque individu peut avoir une réaction différente par rapport à une multiplicité de facteurs allergisants. Il est parfois compliqué de trouver le facteur.

Plutôt que de faire des essais de marques diverses, à l'instar de beaucoup de femmes, je conseillerais à chacune de garder la crème qui, sur sa peau, ne crée aucun trouble, cela semble plus sûr que de partir à la recherche d'hypothétiques allergies qu'on a parfois beaucoup de mal à déterminer.

Donc, il n'existe pas de crème réellement antirides ?

Les produits de beauté et de soins, dits topiques, ceux qu'on applique en surface sur l'épiderme, n'ont effectivement pas d'action curative. En revanche ils agissent préventivement et peuvent parfois opérer, non pas les miracles trop souvent promis, mais des corrections appréciables.

En dehors de l'action théorique anti-vieillissement et prévention des cancers cutanés des capteurs de radicaux libres (filtres solaires à base de vitamine E, C, de bêta-carotène, d'oligo-éléments comme le sélénium), les acides gras essentiels issus des huiles végétales (soja, tournesol, onagre, argan...) permettent aussi bien de restaurer la barrière cellulaire de la peau, que d'améliorer l'hydratation de l'épiderme. Pour revenir sur les antiradicaux libres, si en théorie leur utilisation est séduisante, leur action réelle n'est pas vraiment démontrée (mais ça ne fait pas de mal, alors !).

Et la fameuse vitamine A ?

Il faut distinguer les deux formes de vitamine A que l'on emploie pour la peau.

La vitamine A Acide ou Trétinoïne, présente dans certaines crèmes dermatologiques est un véritable médicament à ne manier que sur ordonnance et avec un contrôle médical. Son rôle pour atténuer les petites rides, améliorer le teint en renouvelant les cellules, freiner l'acné et la séborrhée est incontestable.

Précisons que le traitement doit durer au moins trois mois, que les résultats définitifs ne sont visibles qu'au bout d'un an et que le produit a un effet irritant.

La vitamine A Rétinol, elle, a d'autres propriétés : elle augmente l'épaisseur de la peau et permet l'exfoliation de surface des cellules mortes. Elle est par exemple appliquée avec succès sur les fesses des bébés !

Une troisième forme vient d'être commercialisée : il s'agit d'une forme aldéhyde de la vitamine A Acide, qui en fait un précurseur de celle-ci. Appliquée sur la peau, elle ne provoque aucune irritation et va se transformer chimiquement en trétinoïne dans la couche cornée. En théorie, c'est formidable ; dans la pratique, il faudra suivre les résultats réels.

L'ADN est-il efficace ?

Cela reste encore à démontrer car on connaît mal son passage transcutané. Il a une action sur la cicatrisation des tissus et l'hydratation, mais c'est un produit surcoté actuellement dans le rapport efficacité-prix.

Et les crèmes à base de collagène, d'élastine ?

Ce sont des macro-molécules trop « lourdes » pour avoir une possibilité de passage dans le derme. Elles ont un pouvoir hydratant et protecteur grâce au film qu'elles laissent, ainsi qu'un petit effet tenseur de la peau, mais là aussi le rapport efficacité-prix est mal équilibré.

On parle aussi de la nouvelle génération des émulsions. Qu'ont-elles de plus ?

Les émulsions triples E-H-E (eau-huile-eau) ou H-E-H (huile-eau-huile) ont l'avantage, par rapport aux autres de type E-H ou H-E, d'être des mélanges plus affinés. Avec leur système de vecteurs à membrane liquide, elles permettent une plus grande hydratation, une libération plus longue des principes actifs et par conséquent une meilleure durée d'action. De plus, ce système permet la séparation de substances incompatibles entre elles.

Et les micro-émulsions ?

Dans la mesure où elles sont composées de particules dispersées de taille infime, on peut penser qu'elles aussi permettent une meilleure pénétration des principes actifs.

Et puis sont arrivés les très actuels acides de fruits. Est-ce vraiment la révolution annoncée ?

Les alpha-hydroxy-acids, ou AHA sont les acides tirés chimiquement des fruits. Les chercheurs américains ont isolés les premiers ces éléments très intéressants pour la santé de la peau.

On le sait, les fruits sont en plus de véritables mines de vitamines – A, groupe B, C, D, E.

Leurs propriétés sont isolées de manière à augmenter leurs performances. Et c'est vrai : ça marche.

Les différents acides obtenus sont : l'acide glycolique, citrique, tartrique, lactique, extraits des pommes, groseilles, raisins, citrons, poires... du petit lait et de la canne à sucre. Les recherches, qui ont commencé dans les années 70, ont abouti aujourd'hui à un équilibrage des mélanges.

Les AHA luttent efficacement contre la sécheresse de la peau, son renouvellement cellulaire en pratiquant un véritable gommage des cellules à éliminer. Ils agissent également sur l'hydratation, lissent les ridules, en réorganisant efficacement la structure des couches superficielles de l'épiderme.

Bref, c'est le peeling chez soi !

Oui. Les différents produits aux acides de fruits disponibles sur le marché axent leur indication sur tel type de problème – peau sèche, fatiguée, grasse ou sensible et y répondent par des cocktails calculés en rapport. Une cure de ce style doit au moins durer un mois pour noter un résultat visible.

On peut d'ailleurs la faire coïncider avec un peeling plus profond à l'acide glycolique fait chez le praticien.

Et en plus, pour ajouter au crédit des AHA, acides de fruits, cela fait tout à fait « écolo »...

D'autant qu'on a remarqué par exemple que les AHA pourraient augmenter la tolérance à la vitamine A Acide, ce qui signifie que la guerre AHA-A Acide n'aura pas lieu !

On en trouve même dans les produits de soins anti-cellulite. N'est-ce pas excessif ?

Les AHA, en enlevant la couche cornée superficielle favorisent le renouvellement cutané. Ils peuvent aussi avoir un effet tenseur, mais il faut bien savoir que la peau d'orange, même tendue, sera toujours là... et reviendra dès que l'effet disparaîtra.

De manière générale, que faut-il penser des traitements

anti-cellulite locaux qui promettent des résultats définitifs, la disparition des bourrelets et des culottes de cheval ?

Ils raffermissent lissent parfois transitoirement, mais n'enlèvent pas grand-chose...

La beauté de la peau, du teint, vient aussi de l'intérieur, c'est-à-dire qu'elle résulte de l'état de santé général... Notre mode de vie, notre alimentation influent directement. Pour compenser notre stress et nos manques divers, que faut-il faire ?

La tendance actuelle est à la compensation, effectivement. Nous aimons bien l'idée que tous les traitements de supplémentation vitamines, minéraux, nous aident à vivre.

Qu'en est-il exactement ? Il n'est pas prouvé, bien que certaines études statistiques sur des parties de populations aient été menées, que l'espérance de vie et le ralentissement du vieillissement soient fonction d'un apport de certaines vitamines sauf pour certaines catégories de la population comme les enfants, les femmes enceintes, les dénutris (S.D.F) et les personnes âgées isolées. Cependant, on sait par expérience qu'il y a de bons et de mauvais amis de la santé (voir encadrés ci-contre).

Comment sait-on qu'on a une carence en certaines vitamines ou minéraux ?

Il vaut mieux laisser ce soin au médecin, qui tirera ses conclusions après une entrevue approfondie avec le patient et des analyses éventuelles. Il faut se méfier des cocktails tout prêts car ils ne correspondent pas forcément à chaque individu sans parler de leurs dosages parfois surréalistes à l'américaine ! Mais certains d'entre eux, d'ailleurs d'origine française, sont intéressants.

Y a-t-il des périodes plus critiques que d'autres pendant lesquelles il faut redoubler d'attention ?

Les amis de la peau (sauf allergies)

- Le poisson
- Les fibres des fruits et des légumes
- Les céréales
- Les produits laitiers
- Les huiles végétales

NB : Il est recommandé d'avoir une alimentation équilibrée et variée, de faire des repas aux horaires réguliers et de manger lentement en prenant soin de bien mâcher.
Il faut équilibrer le salé et le sucré, sans excès.
Et penser à s'hydrater : l,5 litre d'eau par adulte actif est une bonne moyenne dans les pays tempérés.

Les ennemis de la peau

- L'alcool sous toutes ses formes (y compris la bière).
Il faut souligner quand même que certains vins rouges, comme le bordeaux, sont riches en antiradicaux libres. Ils contiennent en effet des tanins bénéfiques sur le système cardio-vasculaire.
- Les graisses animales en excès.
- Les sucres d'absorption rapide (boissons sucrées, confiseries...).
- Les excès alimentaires et la désorganisation des repas.

Pendant la croissance, bien sûr. La petite enfance, l'adolescence demandent une surveillance personnalisée. Il en est de même au moment de la grossesse, de la ménopause. En vieillissant certains besoins augmentent.

Quelles sont les vitamines et les minéraux qui peuvent contribuer à ralentir le vieillissement ?

Les grandes stars : A, E et C, et puis également les vitamines du groupe B (B9 ou acide folique, B 7, B 12), PP. Les minéraux importants sont le sélénium, le zinc.

Mais encore une fois, il faut procéder au cas par cas. Bien que les risques des suppléments soient réduits par rapport à leurs bénéfices, certains surdosages peuvent provoquer des effets indésirables.

Chapitre 7

Le prix de la beauté

Non seulement il faut parfois souffrir pour être beau, mais on a l'impression, qu'en plus cela coûte très cher... Qu'en est-il vraiment ? Les interventions esthétiques sont-elles réservées aux privilégiés ou à la portée d'un plus grand nombre.

Nous vous proposons ici un tableau détaillé des fourchettes de prix, intervention par intervention, de même que quelques petites explications indispensables.

L'esthétique est-elle un luxe ?

Une prestation de confort, plutôt, au même titre que les frais d'habillement ou de coiffeur mais souvent aussi une prestation pour un besoin profond de bien être moral et physique. De plus en plus, le budget esthétique, qui comprend les cosmétiques, les séances à l'institut de beauté, inclue les services de la médecine esthétique. En comparaison avec la chirurgie, plus complexe donc souvent plus chère, la médecine esthétique permet des interventions en général plus light, à la fois cliniquement et financièrement parlant.

Néanmoins certaines interventions paraissent coûteuses, surtout quand il faut les renouveler ponctuellement. et régulièrement Quels sont les éléments qui constituent le prix d'une technique esthétique ?

Il faut tenir compte d'un faisceau d'éléments. Tout d'abord la notoriété du praticien, qui se paie. Celui-ci va également tarifer différemment ses consultations selon sa situation géographique.

Certaines villes seront plus chères que d'autres, Paris détenant le record, et cela en raison du coût plus élevé d'un cabinet médical dans la capitale (taxes, loyers, salaires des personnels...).

A Paris, et ailleurs, les praticiens incluent dans leurs tarifs les risques professionnels (assurances), l'investissement dans leur appareillage, dans les produits utilisés, dans la formation et les congrès, dans la mise en place du suivi médical.

Le meilleur médecin ou chirurgien esthétiques est-il forcément le plus cher ?

Non, même si la qualité se paie. Il faut se méfier du monsieur hypermédiatisé qui se prend pour une star et le proclame à tout va de façon très péremptoire. De même qu'il vaut mieux ne pas se mettre entre les mains du « soldeur » qui brade à tour de bras ! (Il a bien besoin de clientèle celui-là, pour compenser ses faiblesses.) Côté santé et côté bourse, il est préférable de rester, dans ce domaine, dans la juste mesure...

I
LES TRAITEMENTS DES RIDES ET DU VIEILLISSEMENT CUTANÉ

La stimulation de la peau

• Multi-injections : de 200 à 800 F la séance suivant les produits utilisés et la surface traitée.

• Extraits embryonnaires de 600 à 1500 F la séance suivant la quantité de produit et la surface traitée.

• Stimulations électriques : de 300 à 600 F la séance suivant le type de traitement et sa durée.

II
LA POSE DE FILS

Le prix dépend du type de fil : or, catgut, gore-tex, du nombre de fils posés, de leur localisation, de la difficulté de la pose et de sa durée.

Comptez entre 1500 et 8000 F.

III
LES REMPLISSAGES

Les prix dépendent là aussi du prix du produit acheté par le médecin, de la quantité utilisée, de la difficulté technique (certains médecins ont pris le temps de se former à des méthodes complexes) des risques assumés par le praticien (par exemple utilisation d'injections de silicone liquide, alors qu'existe une polémique à ce sujet). Risquons quelques fourchettes de prix sur les techniques courantes :

• COLLAGÈNE AMÉRICAIN : de 800 à 3000 F la séance. (Utilisation d'une demi-seringue à plusieurs seringues).

• FIBREL : de 2000 à 4000 F la séance.

• FIL DE COLLAGÈNE : de 2000 à 3000 F.

• LE FILLING :

– Première séance de prélèvement et de réinjection : de 4000 à 6000 F (sauf si le prélèvement a eu lieu lors d'une lipo-aspiration).

– Au cours de séances suivantes d'injections : 2000 à 4000 F.

• L'AUTO-COLLAGÈNE : le prélèvement dépend des conditions (lipo-aspiration par exemple).

La purification : 1500 F (forfait pour un grand nombre de seringues prêtes à l'emploi).

La séance d'injection 1000 F environ.

• LE GORE-TEX EN BANDELETTE : 3000 F environ par localisation (2 sillons naso-géniens ou 2 lèvres : 6000 F).

• LES POLYMÈRES DE SILICONE : 800 à 3000 F la séance suivant la quantité et la difficulté.

IV
LES TRAITEMENTS DE SURFACE

• Séances répétées de PEELINGS DOUX ET DE MICRO-DERMABRASION : de 500 à 800 F la séance suivant le type de peeling et la surface traitée.

• Peelings superficiels uniques : de 2000 à 5000 F.

• Peelings moyens : de 3000 à 8000 F.

• Peelings profonds : de 5000 à 10 000 F.

• Dermabrasion et micro-dermabrasion atteignant le derme : de 3000 à 10 000 F.

V
LES TRAITEMENTS DE LA CELLULITE

Suivant le type de traitement (mésothérapie, électrothérapie...) : de 200 à 600 F la séance.

VI
LES TRAITEMENTS DES FORMES ET DE LA SILHOUETTE

La liposculpture, lipo-aspiration, liposuccion, lipo-jet, ultra-sono-lipolyse, dépendent des conditions d'interventions. Honoraires concernant le praticien intervenant (sans clinique et anesthésiste) :

Une localisation, suivant son importance, moyenne des prix :

• 5000 F : visage, cou-menton, bras, genoux, chevilles, bosse de bison du dos, bosse de la croupe.

• 6000 F : hanches-taille, dos, seins, fesses, face interne des cuisses, mollets, petit bedon.

• 7000 F : face externe des cuisses (culotte de cheval) face antérieure des cuisses.

• 8000 F : grand abdomen (de l'estomac jusqu'au pubis).

Deux localisations :

• Faire la somme et retirer 20 %. Exemple : 6000 F les hanches et 7000 F cuisses : -20 % = 10000 F.

Trois localisation : -30 %,

Quatre localisations : -40 %

VII
LES TRAITEMENTS DES TROUBLES CAPILLAIRES ET VEINEUX

• ÉLECTRO-COAGULATION de la couperose : de 300 à 600 F la séance.

• LASERS dans les rougeurs du visage : moyenne de 1200 F la séance.

• CHIRURGIE DES VARICES : de 800 F (veine courte) à 10 000 F.

VIII
LES AUTRES TRAITEMENTS ESTHÉTIQUES

• LA DERMOGRAPHIE MEDICALE : 1500 à 4000 F le traitement suivant l'importance et la difficulté, les pigments transitoires ou définitifs.

• ÉPILATION ÉLECTRIQUE DÉFINITIVE : à partir de 300 F la séance jusqu'à 10 000 F ou plus (anesthésie en clinique par exemple pour les membres inférieurs).

IX
LA CHUTE DES CHEVEUX

• STIMULATION DU CUIR CHEVELU : de 300 à 800 F la séance.

• LA SÉANCE DE MICRO-GREFFE DE CHEVEUX : de 10 000 à 20 000 F.

Chapitre 8

Choisir son médecin ou son chirurgien esthétique

Avant de se décider pour une intervention esthétique, il faut soigneusement mesurer toutes les données. Quel praticien ? Dans quelles conditions ? Comment mettre toutes les chances de son côté ?

Voici quelques bonnes choses à savoir pour ne pas « subir » mais agir en toute connaissance de cause.

Le choix du médecin esthétique est souvent le premier obstacle qu'on rencontre quand on envisage une transformation Quelle est la meilleure façon de procéder ?

Il faut avant tout se renseigner au lieu d'aller à l'aveuglette.

Pour l'instant, dans la mesure où la médecine esthétique n'a pas de place officielle, la seule méthode est celle du bouche à oreille.

N'est-ce pas un peu hasardeux ?

C'est au patient d'acquérir le maximum d'informations fiables autour de lui, auprès de son médecin traitant par exemple, qui le conseillera d'après la réputation et la spécialité du médecin recherché.

La médecine esthétique est déjà pratiquée depuis une vingtaine d'années en France. Pourquoi n'est-elle pas reconnue officiellement ?

Parce qu'aucun responsable universitaire ne s'y est jusqu'à présent intéressé, elle a trop longtemps été considérée comme une sorte de gadget commercial, ce qui nuit tant au public qu'aux praticiens sérieux. Mais mêmes les instances dermatologiques officielles rejettent l'esthétique considérant que ce n'est pas une médecine noble. Seuls certains responsables depuis quelques années ont introduit la cosmétologie. Autant dire que la dermatologie esthétique n'existe pas.

Alors que faire ?

C'est une lacune que nous sommes en train de combler; un Syndicat national de Médecine esthétique a été créé cette année. Il regroupe environ 200 médecins spécialisés dans cette discipline. Notre but est d'arriver à instituer un enseignement universitaire de 2-3 ans sanctionné par un diplôme. La France sera alors la pionnière des pays européens en la matière, car nous ne sommes pas les seuls dans ce cas. La Santé publique, votre santé, est concernée. Car la santé n'est pas seulement une absence de maladie, elle est également l'accession à un état de bien-être physique et moral (définition de l'Organisation mondiale de la Santé). Cette accession à un état de bien-être ne peut se faire qu'avec la sécurité que peuvent apporter des praticiens parfaitement formés.

Dans les deux ans qui viennent, la médecine esthétique pourra enfin être organisée clairement, et alors il existera une liste des médecins esthétiques et des dermatologues esthétiques auprès du Conseil de l'Ordre et dans les Pages jaunes de l'annuaire.

En attendant, il n'existe pas de diplôme. Comment sont formés ces médecins esthétiques ?

Par le compagnonnage, c'est-à-dire dans un système de stages privés, de congrès professionnels nationaux et internationaux, des ateliers pratiques. En France, la Société française de médecine esthétique et diverses autres associations éditent également des journaux d'informations médicales.

Il existe également un manuel et des livres spécialisés.

Qui sont les médecins esthétiques ?

Des généralistes, des dermatologues, des gynécologues, des endocrinologues, des nutritionnistes, des phlébologues qui se sont spécialisés dans cette pratique. Ils sont environ deux mille dans notre pays qui ont acquis et continuent d'acquérir une formation « sur le tas », parfois comme ils peuvent.

Les médecins attentifs à la déontologie médicale demandent la reconnaissance, afin de pratiquer leur métier dans les meilleures conditions possibles, avec un enseignement spécifique et sélectif.

Les chirurgiens esthétiques ont-ils eux aussi une existence encore officieuse ?

Il existe un seul diplôme dans ce domaine, celui de chirurgie plastique reconstructrice et esthétique. Cependant, de nombreux chirurgiens spécialisés en O.R.L. (oto-rhino-laryngologie), en ophtalmologie, en gynécologie, ou simplement des chirurgiens généralistes..., font des interventions esthétiques en dehors de ce diplôme.

Disons qu'en chirurgie, comme en médecine esthétique, la pratique a dépassé les limites formelles, comme cela arrive souvent, et cela à cause de l'entrée en force de l'esthétique et de la beauté dans la conception de santé globale qui est celle du plus grand nombre de gens, praticiens et patients. On ne peut pas douter que la loi suivra le mouvement. Peut-on dire par exemple qu'un jeune chirurgien fraîchement diplômé en plastique et chirurgie reconstructrice, sera forcément supérieur à un chirurgien généraliste qui s'est spécialisé en esthétique depuis 20 ans en parcourant le monde ? Rien n'est vraiment tranché.

Mais il est certain qu'un diplôme spécifique donne toujours la garantie d'une bonne formation.

Une fois qu'on a enfin pris rendez-vous avec un praticien, quelle est la marche à suivre ?

S'informer. Il ne faut pas hésiter à poser toutes les questions ; c'est la tâche du médecin de prendre le temps d'y répondre.

Mais d'abord, on peut tester soi-même ses méthodes lors de la première consultation, qui est très importante. A cette occasion, par rapport à la demande médicale, le médecin doit procéder à un interrogatoire rigoureux du patient, d'ordre général, tant psychologique, que sur le mode de vie, les allergies éventuelles, les médicaments utilisés, et sur la vie médicale (maladies, hérédité, interventions passées...). Il doit tout noter sur une fiche d'observation.

Puis il doit soigneusement examiner son patient, dévêtu si nécessaire (on n'examine pas une culotte de cheval à travers un pantalon !). Enfin il doit faire ses propositions avec clarté en faisant part des avantages et des risques éventuels.

Dès la première consultation, on peut se faire une idée sur le sérieux du médecin, sur la qualité du dialogue qui s'instaure ou pas, la confiance mutuelle joue énormément à ce stade. Il ne faut pas hésiter non plus, en cas de doute, à consulter un autre médecin, pour recouper les propositions, par rapport aux techniques proposées, et aussi aux prix. Ces derniers doivent être indiqués tout de suite, aussi bien pour la consultation que pour l'intervention envisagée.

Sur quels critères déterminer son accord pour telle intervention esthétique ?

C'est ce que l'on appelle le « consentement éclairé ». Il repose sur la notion de confiance et sur la communication établie entre patient et praticien.

Ce dernier doit pouvoir donner toute l'information médicale indispensable : preuves de l'efficacité de la méthode, pourcentage de réussite, durée de l'effet – en précisant s'il est transitoire ou durable, risques et complications possibles.

Il doit aussi expliquer les autres thérapeutiques qui existent pour le problème donné, et pourquoi il en conseille une en particulier. Il est également nécessaire de mettre le patient au courant sur le produit ou le type d'appareil qui sera utilisé, sur l'assistance dont il va bénéficier.

Le coût précis doit être communiqué au préalable, et cela inclue la répétitivité des séances et le suivi des interventions. Le moyen de paiement doit être précisé. Il n'est pas normal pour un praticien d'exiger des espèces. Il n'est pas souhaitable pour un patient de réclamer un rabais contre un paiement en espèces.

Enfin, dernier détail important : le patient doit bien s'assurer qu'il peut joindre facilement par téléphone son médecin, et ce avant et après l'intervention.

Faut-il demander une attestation au médecin ?

C'est fortement recommandé : en cas de litige, de complication, cette attestation servira de preuve. Elle doit comporter la date et le type de soins pratiqués. (Beaucoup de femmes ne savent même pas quel type de prothèse mammaire leur a été posée, ni quel produit exact a été injecté dans leurs rides !)

Comment interpréter les informations parfois sentationnalistes des médias et de la publicité? Comment savoir si un scoop en est bien un ?

En se posant, et en posant au médecin, certaines questions :

Est-ce réellement une nouvelle technique ou bien une ancienne qu'on a revisitée selon le vieux principe de faire du neuf avec du vieux ? Qui emploie cette technique ? Un seul médecin ? Ou bien a-t-elle été testée par de nombreux praticiens ? Des tests ont-ils été pratiqués et recoupés de façon systématique pour pouvoir juger ? Dans quelle revue médicale les résultats ont ils été publiés ? De plus en plus de médecins et chirurgiens mettent des brochures d'information à la disposition de leur clientèle : lisez-les bien et gardez ces documents.

Quel est le recul de temps d'utilisation et d'observation de telle intervention ?

Il arrive de lire des articles « grand public » qui décrivent des techniques dont aucun médecin n'a jamais entendu parler ! De manière générale, il y a une grande différence entre une information parue dans la grande presse et celle qu'on va trouver dans une publication scientifique, où elle aura l'avantage d'avoir été vérifiée et éprouvée, ou contestée.

Prenons le temps de comprendre comment fonctionne l'information grand public : l'intérêt d'un journal, c'est de vendre. Pour vendre il faut des scoops esthétiques (mais aussi des articles bien faits) qui feront la différence avec la concurrence. Si on trouve un interlocuteur médecin qui soit capable d'en fournir avec sa caution personnelle, on hésite très peu. C'est la logique journalistique. Si un ou deux ans plus tard, le scoop, c'est de démolir ce qu'on avait encensé, on n'hésite pas non plus. Ainsi, en reprenant la littérature des magazines féminins, on est surpris par le nombre de ces ascensions suivies de chutes brutales.

Il faut dire que les journalistes sérieux ont du mal à s'y retrouver au milieu d'une jungle de médecins flanqués de leur attachée de presse, prêts à tout pour passer dans un magazine.

L'intérêt d'un médecin entreprenant (ou entrepreneur...), ce n'est pas de parler d'une technique que tout le monde connaît. C'est de se distinguer par la nouveauté, ce qui, par le relais médiatique permettra de gonfler spectaculairement la clientèle. Aussi, on glorifie une méthode nouvelle en faisant l'impasse sur ses risques. On l'affuble d'un nom percutant, souvent anglicisé ou américanisé (c'est la mode et c'est pratique aussi) qui frappe les esprits : soft quelque chose, micro-chose, effet lifting, new peel, lipo jet (Cap Canaveral et lanceur de graisse hors l'espace du corps...), filling.

Répétons-le, ces trouvailles sémantiques permettent souvent de populariser de bonnes techniques. Mais il faut garder son sens critique et ne pas se laisser abuser. (Le fil d'or, c'est si beau et si magique.)

L'information qui vous parvient est la conjonction de deux intérêts convergents. Est-ce bien toujours votre intérêt à vous ? Des phrases comme « c'est dans le journal » ou « le spécialiste est passé à la télévision », qui reviennent souvent, sont la preuve d'une trop grande crédulité de la part du public.

Sur quels critères déterminer le choix d'une intervention ?

• LES QUALITÉS DU MÉDECIN : morales, professionnelles et techniques, et les capacités de communication.

• LE RAPPORT AVANTAGES / RISQUES : surtout si ces derniers peuvent s'avérer définitifs ou difficiles à rattraper. L'acceptation claire des risques inhérents à un nouveau traitement (manque de recul).

• LE RAPPORT AVANTAGES / COÛT : certaines techniques sont assez coûteuses (car le produit fourni est lui même assez cher, pour un résultat escompté modeste).

• LES POSSIBILITÉS PSYCHOLOGIQUES personnelles de gérer le traitement ou l'intervention, ses suites et ses conséquences éventuelles. Il faut tout de même se poser la question si le traitement correspond bien à son attente profonde (on ne rattrape pas un mari avec un lifting ou des prothèses mammaires !). On améliore rarement ses rapports avec les autres avec un traitement esthétique.

• LES POSSIBILITÉS DE RETRAIT SOCIAL : durée de l'incapacité, pansements, panique de l'entourage familial...

Il faut donc y réfléchir

CONCLUSION

Nous avons eu beaucoup de plaisir à rédiger ce livre à l'aide de nombreux médecins esthétiques, qui ont permis de lui donner un aspect collectif et confraternel.

Nous l'avons en effet conçu comme un guide, un fil conducteur dans le monde de l'esthétique médico-chirurgical, mais aussi comme une sorte de manifeste pour le rayonnement de la « nouvelle médecine esthétique ». « NOUVELLE » parce qu'elle date seulement de vingt ans. « NOUVELLE » aussi parce qu'elle a explosé en France et dans le monde, dorant son blason, affinant ses techniques et ses performances. « NOUVELLE » enfin parce qu'elle est en passe de réussir son pari : s'insérer pleinement comme acteur dans le domaine de la santé, respectueuse et complémentaire des autres spécialités médicales et chirurgicales.

Nous remercions pour leur participation amicale à cet ouvrage les médecins suivants :

Dr Benjamin Ascher, chirurgie esthétique, Paris
Dr Catherine Auffret, médecine esthétique, Nantes
Dr Gérard Boutboul, médecine esthétique, Marseille
Dr Jean-Louis Briançon, médecine esthétique, Lyon
Dr Gérard Claverie, médecine esthétique, Le Bouscat Bordeaux
Dr Pierre Cohen, médecine esthétique, Montpellier
Dr Alain Delepierre, médecine esthétique, Nice
Dr Charles Gadreau, médecine esthétique, Paris
Dr Jean-Michel Gervaz, médecine esthétique, Orléans
Dr Jean-Jacques Imerglik, médecine esthétique, Les-Essarts-le-Roi
Dr Patrice Mur, médecine esthétique, Mulhouse
Dr Jean-Jacques Pietriga, médecine esthétique, Montceau-les-Mines
Dr Catherine de Rivoyre, médecine esthétique, Nice
Dr Francine Velly-Mores, phlébologie et dermatologie esthétique, Lille
Dr Jean-Luc Vigneron, dermatologie esthétique, Caen.

Sommaire

Imprimé en France

Achevé d'imprimer en septembre 1994 sur système Variquik
par l'imprimerie SAGIM à Courtry
Dépôt légal : septembre 1994
N° d'impression : 921